U0021686

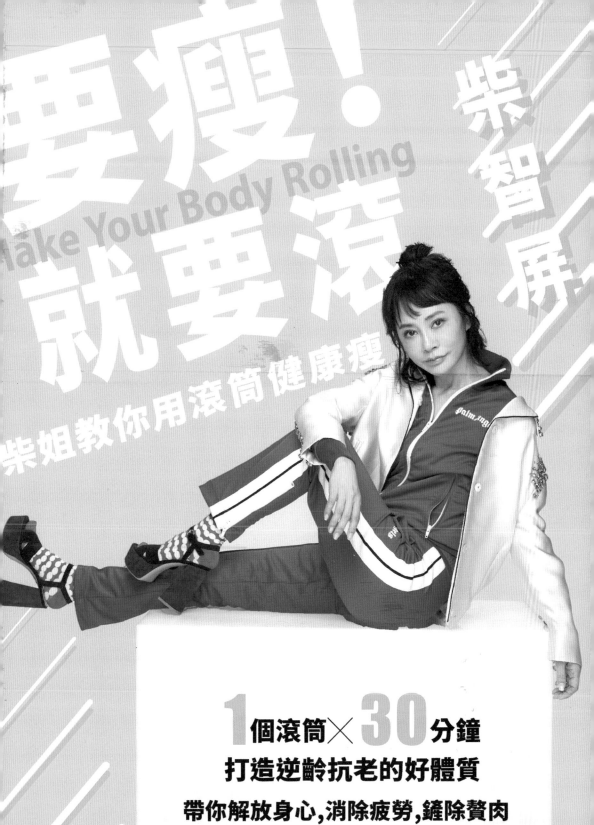

CONTENTS

CHAPTER 1 滾筒

跟著柴姐滾起來！

CHAPTER 2 飲食

CHAPTER 3 故事

CHAPTER 4 運動

柴姐的小秘書
Cindy

> 柴姐開始帶領我們練習滾筒，輔助飲食，當時我也堅持得超級認真，有 2 個月左右的時間，瘦了 7、8 公斤，精神得到很大的改善，那種感覺真的非常不錯！

大家好，我是 Cindy，擔任過柴姐一年半的秘書。

說到飲食管理這件事，我還真是很有發言權。因為在遇到柴姐之前，我是個不折不扣的胖女生，身高 166 公分，體重 75 公斤。這要歸功於我在美國自由快樂的大學生活，那時候我唯一的人生信條就是開心，什麼身材控制、飲食管理，沒概念也不在意，直到畢業回國，進入公司接觸到演藝圈後，我才後知後覺地意識到自己的身材，好像有一點格格不入？

在我意識覺醒的那段時間，我見到了柴姐。當時柴姐剛開始接觸營養學，正積極倡導大家健康飲食，為此她專門建立了一個微信群組，並把我拉了進去，於是我新生活的大幕就被正式拉開了。

這個群組，柴姐經營得非常用心。她會根據每個成員的身高體重以及個人狀態，制定不同的飲食功課；而我們要做的功課，就是用拍照的形式，把每天吃了什麼都記錄下來，並標示分量。每天晚上，

我們乖乖在群組裡「交作業」，把所有記錄發給柴姐確認，她會從健康與否的角度進行評估，並提出改進意見。當然她也會把自己的飲食筆記分享給我們參考。這真是我人生第一次，把吃東西這件事執行得如此認真！

在柴姐的監督下，我們努力堅持了半個月，我開始逐漸習慣這種新的生活方式，也明顯感覺到身體在往一個健康的方向邁進，體內的髒東西被慢慢排出，身體好像也漸漸地不再那麼笨重。最重要的是，我的精神得到很大的改善，變得不嗜睡、有活力、更能集中精神，讓我在工作中有了更好的狀態，那種感覺真的非常不錯。

也是這個階段，柴姐開始帶領我們練習滾筒，輔助飲食。有 2 個月左右的時間，我們每週 2 天定時去柴姐家報到，跟著她做滾筒修身養性。整個過程大概一小時，柴姐會手把手教我們，糾正每個部位的姿勢，超級嚴格。當時我也堅持得超級認真，沒去柴姐家的日子，我都會自己在家維持每晚滾筒 60 分鐘再洗澡睡覺，慢慢又瘦了 7、8 公斤，整個人有了不小的改變。

隨著體積減小，體內大部分的水分和脂肪被代謝出去，我進入了一個比較辛苦的階段，雖然那是我人生久未踏足的瘦之巔峰，但也徹底進入瓶頸期。不過，因為一路的學習和堅持，我對柴姐飲食管理的方法有了基本概念，也養成了這種健康生活的習慣，後來我發現，自己已經學會了如何把身體調整到一個健康的狀態，體重一直維持在 52 公斤上下，而公司的同事們，也陸陸續續開始進修營養師的課程，積極加入健康生活的隊伍中。

回顧整個過程，我覺得最困難的部分，是對自己恆心和毅力的考驗。

身材外形的改善只是一小部分，最重要的是要讓自己的身體、生活都健康起來，畢竟身體是一切的基礎，有了良好的基礎，我們才能去做其他的事。作為過來人，我真心覺得這是值得努力的，別怕堅持很難，先踏出第一步，勇敢嘗試一次，希望大家都能像我一樣，在這個過程中有所收穫。

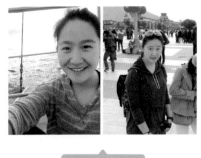

BEFORE

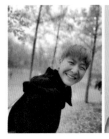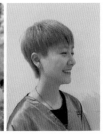

AFTER

Cindy Su

Julie

> *柴姐說身體是最誠實的，你必須要跟他對話，*
> *而滾筒就是最好的媒介。*

第一個把「滾筒」介紹給我、讓我認識「滾筒」的人是柴姐，她的滾筒教學讓我驚豔。

到了一定的年紀之後，我們都明白運動的重要性。但我不喜歡運動，熱心的柴姐知道我幾乎不運動之後，跟我說：「有個方法可以促進你的血液循環、增加身體健康，你要不要試試看？」老實說，一開始我也半信半疑，有一天我們一起看完電影，她就直接叫我去她家。我說要幹嘛？她說：「做滾筒啊！」

到了她家之後，我真的是傻眼貓咪，因為她已經把瑜珈墊跟滾筒都準備好了。我這個人是除非必要，能不動就不動；當下我心想：柴姐該不會要叫我做很難的運動吧？但是她講述的方式非常簡單，讓初學者很好懂，我會說「驚豔」的原因是：她是認真的，她有一套系統，從頭到腳，許多身體的穴道、脈絡，她都知道應該如何讓它們疏通。

那一天，我忽然很崇拜她，原本我覺得「就是有個筒子，看你能有

多厲害」，但離開柴姐家之後，我立刻手刀衝去買滾筒，到現在天天滾，已經好幾個月了。

滾筒對我來說，有點像我們平常自己在抓癢的「不求人」，人的身上有很多痠痛沒辦法排除，有了滾筒之後，就可以靠自己。柴姐跟我分享很多道理，讓我知道這些痠痛可能代表一個病的起頭跟原因；她讓我很感動的是，每一個步驟她都很細心地問我：「有什麼感覺？有沒有壓到痛點？」她會一直提醒我，要我用心去感受。整整四十分鐘的過程，她就是反覆地問我「有沒有找到」，看我的動作對不對，提醒我每個轉身或起身都要小心，才不容易扭傷。

我已經是很媽媽的一個人，柴姐比我更媽媽，在做滾筒的過程，我覺得自己被呵護到，心靈也被療癒；很少去朋友家裡聚會不是喝茶聊天，而是來做滾筒！後來我們每次看完電影，我就被她叫去家裡做滾筒，滾了幾次之後，如今滾筒也變成我的一個日常習慣。

它帶給我的好處是：改善了身體不必要的痠痛，以前撒隆巴斯這類酸痛貼布是我最好的好朋友，像我這種不運動的人，經常會五十肩，這裡痛、那裡酸，現在我幾乎已經不再貼這些東西了，有痛的地方就用滾筒加強滾一下。有一次，我感覺自己快落枕，問了柴姐後她說那是可以滾的部位，我起床後就做了滾筒，滾完之後很舒服。那天剛好我要外出工作，也沒有貼布的味道留在身上。

我是真心喜歡滾筒這件事，因為我有駝背的習慣，現在我每天都用滾筒來開背。柴姐說身體是最誠實的，你必須要跟他對話，而滾筒就是最好的媒介；你要一個一個部位去感受，知道自己哪裡不舒服，哪裡需要釋放壓力，要好好照顧自己的身體；滾筒可以跟身體做一

個連結，越早知道哪裡脹脹的、哪裡不太對勁，就可以越早解決問題，等到真的發現哪裡痛，通常已經累積太久了。

滾筒帶給我的另一個好處是心靈紓壓，我通常喜歡晚上做滾筒，它幫我釋放掉一整天的壓力。我是個很容易緊張的人，有一天我去開了一個冗長的會，全身緊繃了三、四小時，回家後覺得非常的累，當天回家我第一件事就是做滾筒，做完四十分鐘後體力就恢復了，主動跟家人：「走吧，我們出去吃飯！」以前我就會做一些冥想，有了滾筒之後更進階，許多壓力在做完滾筒就釋放掉了。

滾筒適合不同年齡層的人，我特別推薦跟我差不多一樣進入更年階段的朋友，
因為當你的身體放鬆了，思考邏輯就不會那麼憂鬱悲觀，加上你的呼吸，會幫助我們心靈層面，同時幫助睡眠。我以往比較淺眠，因為我到睡覺都是還沒完全放鬆的狀態，現在睡前做滾筒，就像以前去泡熱水澡，非常舒服。

現在我家有三個滾筒：兩個我的，一個女兒的。帶著女兒一起做滾筒，
讓我們母女倆可以同時獲得寧靜，不會急著見面就批判對方，原來滾筒對於化解代溝，也有無形的幫助。

九把刀

> 養生就是柴姐的人生重點，她對自己身體的關心與研
> 究，漸漸延伸到周遭親朋好友……

如果要用超級比一比去比柴姐，毫無疑問，我一定第一時間趴下去，做出地板滾筒的動作，絕對過關。

說起來真是古怪，不管在何時何地，每次碰到柴姐，她一定會問我最近吃得好不好，並認真打量我的氣色，有時說我體內濕氣太重，有時評論我大概是肉吃太多，有時很武斷說我睡眠不足，更常直截了當叫我跟她一起滾滾筒。

每一次我都覺得好笑，到底有多老派啊，我們之間應該可以有更多話題可以展開啊，怎麼老是問這些老人的問題咧？

十幾年下來，每次遇到柴姐，她還是用同樣的方式關心我，我終於明白，養生就是柴姐的人生重點，她對自己身體的關心與研究，漸漸延伸到周遭親朋好友，她會在公司帶藝人與同事一起運動，做滾筒，調整呼吸，或是鉅細靡遺介紹食物跟身體的關係，介紹營養師，真正是熱力十足，連一向腦硬的我也買了兩個滾筒回家滾滾滾，想想，柴姐的不厭其煩，真是不可思議的渲染力。

好幾年過去了，柴姐在臉書上開了滾筒直播，也要出書了。我決定把供奉在電視機旁邊的兩個滾筒拿下來，拍去灰塵，好好有系統地有樣學樣，如果我的肚子消下去了，應該就是柴姐這本書衝上排行榜第一名的那一天！

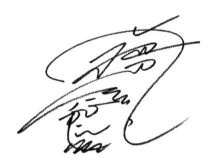

演員

禾浩辰

> 柴姐和我都相信，要有健康的身、心、靈，才能更游刃
> 有餘的享受生活、探索世界。

首先恭喜柴姐出新書啦！

對於注重養身及健康的人們，我們有福嘍！

從認識柴姐到現在，我們一直有一個永遠來不完的話題，就是養身及健康，尤其在這個充滿挑戰（生活）跟誘惑（美食）的時代，我們都相信要有健康的身、心、靈，才能更游刃有餘的享受生活、探索世界。

健身、放鬆及養身，是密不可分的，正準備開啟全新旅程的你，好好享受柴姐帶來的養身及放鬆之道吧！

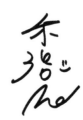

比悲傷更悲傷的故事導演

林孝謙

> 柴姐的三個健康秘密，她希望透過這三個方法，讓我們的身體得以承受心靈的重量，發揮出最大的耐性與抗壓性，面對生活的種種挑戰。

認識柴姐很多年，她一直是對生活很有熱情的人。爽朗的笑聲、敏捷的思維，還有一顆勇於嘗試的心永遠是專屬她的詞彙。而在她青春活力的樣子背後，是大家比較少瞭解的，三個常保青春的健康小秘密。

記得和柴姐比較緊密地工作是在 2018 年前後，那六個月我們正在籌備著新版的流星花園。大家一起埋首在劇本的編劇團隊，從那個時候起，我就一直對柴姐超級豐沛的體力感到訝異。她可以從早上十點跟我們一起開劇本會，一路熱烈討論、手舞足道奮戰到凌晨一點；然後隔日準時再戰，就這樣持續將近 90 天。在這同時，她還有一間經紀公司在運營，也有不同的電影計畫在同時推進。她如此親力親為的態度讓我十分敬佩，但我更好奇的是，她是如何讓自己一直處於這種神采奕奕的良好狀態？

誠然，這段工作時間的相處只能讓我看到的她生活的一隅，一直以來她都保持著這樣的狀態來享受她的人生。從以前製作綜藝節目時

就能看出，她的工作總是有著巨大的體力需求：一晚之內寫完短劇
劇本、同時要確認拍攝細節，偶爾要幫忙準備道具，藝人缺席時，
甚至還要自己出馬。後來拍攝了名滿江湖的流星花園以後，她又有
大量的經紀事務要處理、還有新案要開拍。這些追著她跑的事，總
需要她在瞬間爆發出充沛的能量，才足以應對。

一到假日，你以為她就是攤在床上了嗎？不是，她不會選擇休息，
而是開心的去唱歌、去踏青。因為這些娛樂，才是她下週的創作泉
源。別人的三天可能僅是她的一天。而長久下來，她的人生也比別
人豐富很多倍。

有一次在我好奇地詢問下，不藏私的柴姐，跟我們分享了她的健康
小秘密：飲食秘方，還有最特別的養身法寶。

她的第一個秘密是呼吸與喝水，把握好呼吸，就容易有平穩的心情。
而一天喝水量至少要滿 2500 C.C. 以上則是她必行的功課。天然的代
謝讓人健康，而水則是最重要的代謝介質之一。

而她的第二個秘密是飲食。自然健康的飲食，不要過鹹也不要有添
加物，讓身體減少負擔。同時也因時制宜，適時的補充需要的能量
與營養。例如需要創作情緒豐沛的戲時，她會透過擇食讓體內多一
些雌激素，而需要體力面對各種突發狀況時（例如進入密集的拍攝
期），她也會透過刻意的飲食選擇讓身體多點天然的睪固酮，以對
抗外境。

而她的第三個秘密則是滾筒。 原本我一直以為這只是健身房拿來放
鬆的道具而已，沒想到這個卻是促進人體代謝的一個強力輔具。 一
開始她怕大家不會做也不相信，豪氣地送大家一人一個滾筒，然後

在每次編劇會議前，她會帶著編劇團隊們一起做四十分鐘的滾筒。在實操中，一方面幫我們放鬆（忘記身體的疲憊），也幫我們集中（記得心靈的追求）。於是這樣持續的訓練，配合大量的飲水，以及健康的飲食。在這寫作的九十天裡，你真的感受到身體靈動了起來。思維也更加敏銳，而心境卻更加平靜。 原來她希望透過這三個方法，讓我們的身體得以承受心靈的重量，發揮出最大的耐性與抗壓性，面對生活的種種挑戰。

柴姐是個對生命很有熱情的人。她樂於工作，也樂於生活。她是個傳奇，也把自己的生活過成了傳奇。也希望她的熱情可以感染到你，如她所說，活出最好的自己。

林孝謙

> 滾筒按摩真的是在家隨時隨地都可做，柴姐很厲害，她知道體內哪邊不好，體外哪個穴道就要多滾幾下，謝謝柴姐現在把恢復健康的方法傳授給我們。

以前我常看到小孩在外面打完球、或是健身回家之後，就會拿起滾筒來滾，我知道那是他們結束運動之後，把肌肉放鬆、筋膜釋放的一種修護方式。但我一直覺得這是運動員做完運動後才要做的，殊不知有一天遇到柴姐。

我跟她說：「最近代謝很差，怎麼瘦都瘦不下來，瘦也瘦不到重點，該怎麼辦？」柴姐說：「做滾筒啊！」我就像是被一棒打醒的夢中人，明明我家就有滾筒，我常看兒子在家滾來滾去，我卻從來都沒有去運用它！

有一天柴姐就帶著我做，從小腿開始，全身共 10 個部位，慢慢地去按摩全身。我第一次做的時候，真的是痛死了，因為氣血不循環，身體有很多痠痛、阻塞、淋巴結腫脹給水腫，剛開始真的會哀哀叫，就像你出去給人家做淋巴按摩，你也會哀哀叫；而自己在家做滾筒，就很像自己幫自己做淋巴按摩，現在雖然還是會痛，但是是痛得很舒服的過程，痛完之後就會全身通暢，筋骨舒暢。

我剛開始做滾筒的時候並不是很順，但是看柴姐做，她都超輕盈的，想說是不是因為她比較嬌小的關係，現在我自己也滾了一陣子，已經可以抓住這個技巧；以前我工作結束，就是坐在沙發、床上看電視，現在我邊看電視邊滾，就像一邊看電視，一邊有人幫你按摩的感覺，而且不用花很多時間、不用花錢，就可以達到跟淋巴按摩一樣的效果。

滾筒按摩真的是在家隨時隨地都可做，有時放個輕柔的音樂做滾筒，就可以達到全身的放鬆，尤其我們已經年過半百，循環系統已經沒有年輕的時候那麼好，有時候為了追求流行時尚，高跟鞋子穿一整天的結果，腳明顯腫脹不舒服，甚至錄影時便當吃得過鹹，也會讓我們的代謝變更差。滾筒的優點就是可以加快循環，讓機能恢復正常。

柴姐很厲害，她知道體內哪邊不好，體外哪個穴道就要多滾幾下，她連腋下胳肢窩都沒放過，這個地方有很多淋巴結，如果滾一滾覺得不對勁，發現身體有警訊，就應該去尋求專業醫生做檢查。我自己平常就有在上瑜伽課、跳有氧舞蹈，這些運動過後做滾筒把肌肉放鬆，能讓我們的腿部肌肉變得比較長型，不容易有蘿蔔腿，雕塑曲線、身材變好又健康，現在我每天都會滾，還會跟我兒子搶滾筒。

我自己很喜歡滾大腿後側，舒服又可以有翹臀；有時候是跪坐姿，把滾筒夾在大小腿中間，按摩小腿肚，我覺得比按摩椅更舒服，而且經濟實惠，小資族也可以做。

聽柴姐說她以前把身體搞壞的故事，現在她把恢復健康的方法傳授給我們。我建議大家在家放一根滾筒，不管你有沒有運動都可以做，

有運動的人放鬆肌肉，沒運動的人代謝堆積的乳酸。夏天是大家最容易展示身材優點也是最容易暴露缺點的季節，一起做滾筒跟粗腿、掰掰袖説掰掰，你也可以變得更時尚。

演員
劉奕兒

我的第一個滾筒，是柴姐送的禮物，也是一直用到現在的寶貝。感謝柴姐傳授給我們的暖身放鬆秘技，感受到滿滿的愛護與照顧。

一直以來很喜歡戶外運動、喜歡健身，激烈運動後肌肉的緊繃感，直到進入了滾筒的世界，才了解到 ─ 原來滾筒的世界是那麼美好，心想：「怎麼沒有早點認識這麼棒的好朋友，親愛的滾筒。」謝謝柴姐，我微微笑著

我的第一個滾筒，是柴姐送的禮物，也是一直用到現在的寶貝，無論是拍戲久站或著體能訓練結束，舒緩運動後的緊繃感，對我來說是一定不能少的，除了拉拉筋、伸展以外，利用自己的身體搭配滾筒加壓，能適時調整適合自己的角度，輕鬆不費力，而且不易受傷，這也是我喜歡使用滾桶放鬆的重要因素，認識了，就愛上。

除了訓練後的筋膜放鬆、能減少痠痛感外，也能做為暖身，利用滾筒稍微伸展後，之後的運動表現相較之下，也變得更加靈活！這也是我喜歡使用滾筒的另一個原因。在此，再次感謝柴姐傳授給我們的暖身放鬆秘技，忙碌之虞，也能感受到滿滿的愛護與照顧，謝謝柴姐。

段鈞豪

> 柴姐教導的滾筒運動法，除了可以讓淋巴排毒，減少水腫、身體痠痛以外，我更從 83 公斤降至 76 公斤，還很紓壓放鬆……

此刻寫這篇心得見證的心情，是充滿感謝和歡喜的。

曾經在二十多歲時，因為椎間盤突出，開過兩次刀，從此，肩頸腰部背部長年容易痠痛，其中看過無數次中醫，得到的結論都是氣血不通、代謝不好，而衍生出全身痠痛多處有氣結，也非常容易水腫，吃過多種的中藥都無效，做過身體健康檢查，一切正常，但痠痛、水腫還是一直困擾著我。

直到第一次跟柴姐見面，聽柴姐聊到做滾筒運動搭配吃原形食物的保健方法，當下覺得一定要試試。

在一個風和日麗的早晨，和導演張榮吉，一起受柴姐邀請，去柴姐的工作室，柴姐親自一個動作一個動作，當老師帶領我們做完一整套的滾筒動作，這些動作看似簡單，但重點都是滾在身體的淋巴上，一個小時的過程中，我汗流浹背，疼痛難忍，但做完之後，卻覺得身體輕鬆許多，當下就決定，堅持回家之後，每天都抽出一個小時做滾筒。

身體從一開始的痠痛難耐，感覺滾到的部位有許多氣結顆粒，漸漸的，氣結減少，腰酸背痛的感覺，突然發現沒有了，並且每次做完滾筒都會很想小便，兩個月下來，天啊！我的水腫也明顯改善了，重點是我因為滾筒，從原本的83公斤，降至79公斤。之後信心大增，吃原形食物、規律的飲食，搭配滾筒，現在已經減輕到 76 公斤了。

柴姐教導的滾筒運動法，除了可以讓淋巴排毒，減少水腫，減少身體痠痛以外，對我也很有幫助的是，每次滾完都非常紓壓放鬆，真的很開心柴姐要把這個方法分享給大家！我的親身體驗真的非常神奇，之後遇到朋友，都會先問，你今天滾了沒，大家快去滾出健康輕盈的身體吧！

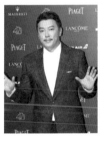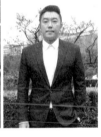

BEFORE

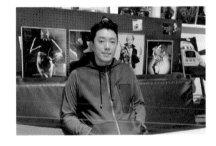

AFTER

程鈞豪

金鐘獎編劇
徐譽庭

> 我認識的柴姐—迷人的柴智屏。
>
> 她為我展現了那「讀你千遍也不厭倦」的魅力。

她至今都是一個少女！

我想沒有人會反對我以上的結論。而能夠讓她始終青春、浪漫、動人的原因，我猜是來自於她那個「愛玩」的心——從工作到養生、健身，她總是以「玩」的心境，進而深入。於是每一個我們覺得吃力的事情，她都可以輕而易舉、游刃有餘。

我以前常跟她開那種 36 小時起跳的編劇會議，在我們這些後輩東倒西歪、精神渙散、瀕臨崩潰之際，她卻始終精神奕奕、頭腦清晰、坐有坐相。

我忘不了在那 36 小時裡，我們總是會有滿桌驚人的美食，每每我們吃到胃痛，但她卻總是淺嚐而已；有時也會突然安插一位命理師、美甲師、去服飾店試穿精彩的設計等娛樂項目，或者她會帶著我們亂舞一陣、時不時提醒我們「坐得好，反而不累」、教我們找到一些穴位按摩疏通⋯⋯現在想起來，應該在那時候她就有很多自己經驗累積出來的健康理論，而那些理論竟然跟專業知識別無二致。

她是被娛樂事業耽誤的養生老師！

她身邊的朋友因此獲益良多：只要誰在她面前提起最近的不適，她都有絕招！看我們誰的身心陷入萎靡，她就會隨時開一堂滾筒課！她的聰慧甚至還蔓延到了美食！任何厲害的菜色她吃幾口就能說出料理程序，甚至還能實際操作出色香味俱全的翻版，更能融會貫通的加以養生的概念推陳出新！

這就是我認識的柴姐──迷人的柴智屏。她為我展現了那「讀你千遍也不厭倦」的魅力──以前的我一直默默希望「我以後也要像柴姐！」，可惜我始終模仿不來，連尾隨都顯得吃力。

她決定要普及眾生了！

在這本書中，她把自己的養生、健身大法分享給大家，我想讀者大家肯定比我有毅力，希望你們都能在這些薰陶下，活得魅力無窮！

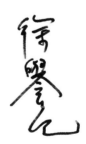

陳聆薇

> *柴姐常說，自己的身體要靠自己，不求人。每天花一點時間獨處，透過滾筒一節一節地把僵硬的肌肉筋膜鬆開，身體會帶給你驚喜的回饋。*

柴姐身兼多重身份，即使每天都有忙碌的工作，身材依然辣得像個少女！

很幸運的因緣際會，我近距離地和柴姐相處幾個月，接收到第一手的健康訊息、接觸了滾筒，發現她維持從不間斷的運動習慣，才是維持身材的真理。而她的養生哲學是全方位觸角，她懂得的遠比我想像得多，我實實在在地受益了，特別謝謝她。

這本書我們都期盼很久，終於要出了。

柴姐有一套自己的健康保養哲學，從護膚、體態、養生、飲食營養學、健身、瑜珈、氣功、打坐……等，所謂身心靈無一不有，而這些祕訣讓她像逆齡般容光煥發、肌膚依然緊緻充滿光澤，穿起泳衣還有超猛馬甲線，完全不輸給任何少女。

柴姐的滾筒教學，教你（妳）如何不吃藥就能滾出健康，她自己奉

行多年，也從不吝嗇跟親近的好朋友分享，已經超多人受惠，幫助大家解決水腫、肌肉緊繃僵硬、睡眠不佳等問題，更有人因此瘦身成功，從大叔變型男、阿姨變姐姐，生活變得更有品質。

柴姐常說，自己的身體要靠自己，不求人。我們過去怎麼過度使用自己的身體，就從今天開始還，每天花一點時間和自己獨處，把手機放一邊，放著音樂，專注觀察自己身體的感受，透過滾筒一節一節地把僵硬的肌肉筋膜鬆開，日復一日，身體會帶給你驚喜的回饋。

愛上我們的身體，有著健康的身體，才能優雅過著我們的美麗人生。

項婕如

> 柴姐的滾筒養生書，除了帶給我們新的養生觀念，更透過一步步的滾筒技巧帶著我們放鬆緊張的肌肉，循序漸進找回身體的平衡。

「如果想成為一個演員，那我們用來演戲的工具是什麼？」

這是柴姐問我們的第一個問題，當時是新人的第一堂表演課，這句話偶爾都還是會浮現在我的腦海，演員的工具是什麼？

透過舞台、透過螢幕，觀眾能夠最直接看見的就是演員的形體，而觀眾看不見卻時刻牽動著我們肢體的要素還有三個，也就是身體的重心、呼吸還有能量。

身體對於每個演員來說，就像是藝術家的畫筆，工欲善其事必先利其器，那我們可以怎麼做呢？

柴姐的滾筒養生書，除了能夠帶給我們新的養生觀念，也能透過滾筒技巧，一步一步帶著我們放鬆緊張的肌肉，無論平時的你是否有運動、瑜珈的習慣，滾筒按摩是每個人都適合的放鬆方式，也是找回肌肉彈性的一帖良方。

現代人久站久坐導致的腰酸背痛，忙碌奔波而緊繃的肌肉，從小腿到肩膀環環相扣，身體的循環、排毒工作一旦無法順利完成，便會造成身體的水腫與氣腫，形成視覺上的虛胖，持續練習滾筒按摩，跟著柴姐一起改掉替身體帶來副作用的生活習慣，便能循序漸進找回身體的平衡。

有時候我們即使知道滾筒的好處，卻不知道從何開始，甚至不太確定挑選的滾筒適不適合自己，如果你也想讓身體變得更輕盈、更柔軟、更靈活，只要你願意在生活中執行小小的改變，嘗試讓滾筒按摩加入你的生活，不僅能夠讓身體的肌肉保持健康與彈性，也能夠時常帶著覺知與身體對話，漸漸找回更多身體的可能性。

蔡燦得

我真的從來沒有看過那麼熱心希望朋友消腫的人，只能說真的很謝謝這位仙女不藏私，滾筒人生真的很奇妙，有機會你們一定也要試試看！

在某年某月某日的某個聚會裡，柴姐隨口問了我的體重，聽到答案後的她完全不相信那個數字，因為我的人看起來，根本就比那個數字還要重個好幾公斤！

但這位仙女可妙了，她不是像一般養生的朋友那樣，介紹什麼減重秘方或是醫生給我，她是立刻跟派對的主人借了滾筒（是的，派對主人的滾筒就是她送的禮物），立刻找了個客廳的空地，立刻趴在滾筒上教我消腫的方法！

當下的我可能看起來很鎮定，非常配合的照著她示範的方法開始做起滾筒來，但我的內心真的是慌亂無比，因為這位仙女姊姊，竟然一身時尚派對裝扮，就在眾人面前，趴在地上，做滾筒誒！

更妙的來了，大約半個小時，我腳的水腫就消了。

從那天開始，我幾乎每天都會找時間做滾筒，有問題問她，只要她

手邊有滾筒，就會立刻開視訊示範給我看，後來她還為了朋友們的需要，開了粉絲頁，直播教學。我真的從來沒有看過那麼熱心希望朋友消腫的人，對她來說，這真的是發自內心希望大家身體狀態可以更順暢的一件樂事，看到她這些年身體的改變，只能說真的很謝謝這位仙女不藏私，滾筒人生真的很奇妙，有機會你們一定也要試試看！

自序

請跟我一起找回健康

我跟多數人一樣，身體沒有出現狀況之前，覺得人生應該就是：想吃什麼就吃什麼、想幹什麼就幹什麼！不然還有什麼意思？年輕的時候，聽到的任何對於健康相關的勸告，一律充耳不聞，聞而不為所動！堅持著能坐就不站，能躺就不坐的精神！

身為一個工作壓力龐大的現代女性，長期過著亂吃亂睡、抽菸熬夜、情緒不穩、生活作息不正常，只顧工作又不運動的生活，直到十年前，陸陸續續地生了七、八種病，包括：胃食道逆流、蕁麻疹、尿道炎、子宮肌腺症、呼吸道不順、偏頭痛……等等，一個禮拜有一半的時間都在跑醫院，身體苦不堪言。跑完醫院看著桌上各式各樣醫生要求你三餐飯後吃的的藥包，不吃難受，吃了又胃痛，而且長達半年以上的時間完全沒有起色。當時心裡常覺得，這樣生病的痛苦，活著有什麼快樂可言？

但是，人總是會努力為自己找各式各樣的出路，不管是朋友介紹或是自己聽來的，我看盡了各種西醫中醫、食療理療、民俗療法……各種治療都嘗試過，直到今天終於慢慢地讓身體恢復到正常的狀態。

因此，我這本書，是想要將我從生病到現在的這十年來，身為白老鼠，所有實驗的精華結果，分享給各位。原因只有一個，生病太痛苦，而我希望這本書，能讓你獲得幫助，讓你能夠縮短實驗的時間，迅速地找回健康美麗之路，尤其是對於想要減肥的人、免疫系統失調的人，我認為絕對可以有所改進。請你們給我三個月的時間，認真地作，一定可以讓你有所變化，因為不只是我自己，為了證明這套系統有效，我已經實驗了超過兩百個以上的朋友，這本書就是我整理出的精華結論。

當然，我這本分享書，不是一個幫你解決生病問題的書，是一本希望你更快樂更美麗的互動分享，如果你看了照做之後，有所收穫，也很喜歡，請你也幫忙分享給你周遭的親朋好友！

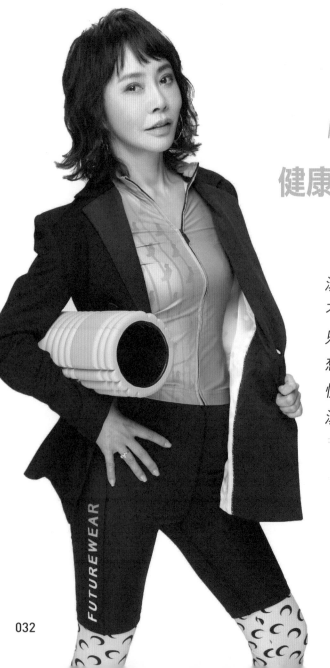

CHAPTER

1

滾筒
健康路上的最佳夥伴

滾筒是最平易近人的運動，
不用怕體力不好、柔軟度不佳，
只要能坐能躺，適合各種年齡層，
想要消水腫、排毒素、緩解身體痠痛
快去準備一個適合你的滾筒，
滾起來，就對了！

儀/式/感

請告訴自己——我會全力以赴！

「想瘦」要從下定決心開始，

堅定的告訴自己，

用心吶喊著「我會全力以赴，我會有所改變。」

STAR！

這本書最重要的事，是教你如何瘦。

這本書對瘦的定義，是我們並不追求體重，我們要追求的是「視覺瘦」。如果你的體重很輕，但朋友眼中的你，總是看起來肉肉的、泡泡的，那很抱歉，這種情況叫做虛胖。但就算你的體重其實不輕，朋友看到你卻都說你「看起來好瘦喔！」這種肉眼看得到的瘦，就是成功的瘦，是我們要追求的「視覺瘦」。

那麼，想要變瘦，要有哪些步驟呢？這本書我們會提供「想瘦四大原則」：滾筒、飲食、簡單沒有負擔的運動、喝水。

在正式開啟這本書之前，我們要很慎重地進行一個啟動的儀式，就像是如果你買了一個新的手機，你比需先做一個屬於你

的設定，你的密碼，然後開始啟動，我認為儀式感是非常重要的！請先準備你進入這本書的啟動儀式。

首先，現在的你已經買了柴姐這本書，不論是出於想要改變自己的需求呢？或示好奇心使然？你已經拿到了一把讓身體變瘦變美的鑰匙，但是如果你花了幾百塊買這本書，但你內心其實不是很相信它，或是翻完之後，覺得書中的這些方法你都會啊！你都已經試過了！或是在看這本書的過程，你雖然有按照我的方式做，但卻三天打魚，兩天曬網，那就意味著這本書對你沒有太多的意義！

因此，當你看到這裡的時候，請你找一首你最喜歡的歌，這首歌是你美好的未來樣子的主題曲，你找到一個沒有人會打擾或是注意你的安靜角落，可以是你的書房，或是臥室，但別在廁所裡；坐著也行躺著也可以，按下你的主題曲，這首歌的PLAY 鍵，深吸一口氣，跟自己說：
我選擇相信這是真的會發生，只要我按照書中的方式去做，我會有所改變。
然後，閉上你的眼睛說出：
我會全力以赴！我會全力以赴！
我相信它，並且我會全力以赴！

重複唸三次！不要懷疑！唸三次！！！然後聽著這首歌的旋律，想像你即將往一個更美麗的你的模樣！讓我們開始吧！～～～

滾筒
20 世紀最偉大的發明

首先，我要在這裡鄭重介紹，

這個從現在起即將成為你追求健康人生的路上，

最重要的好伴侶，

也是我個人認為 20 世紀最偉大的發明——滾筒。

STAR！

滾筒的功能，是用來滾動身體的筋膜。筋膜，是人體內一種具有彈性的薄膜組織，覆蓋在全身肌肉、神經、血管、內臟等周圍，是人體的第二個骨骼系統，也是讓人體維持正常運作功能的關鍵所在。好！這段如果太無聊，你可以跳過看下一段！如果你想更瞭解筋膜也可以上網或是找醫生諮詢，重點是，用滾筒把筋膜滾開，有太多的好處。

有人可能會問：「滾筒？那不是上健身房的人放鬆肌肉用的嗎？」

沒錯！是的！上健身房的人會需要它。

有人會說：「可是我又不健身，也不運動，我為什麼要放鬆肌肉呢？」

好，就算你不健身、不跑步、不運動，但是，你每天總要走路對吧？

你的腿，長時間地扛著你的上半身走來走去，難道不會因為這樣長出很粗壯的肌肉？尤其像我們女孩子，平時喜歡走路逛街，腿部肌肉也會比較發達。如果你的工作性質需要常常走來走去，或是像百貨公司的櫃姐站一整天，都會造成肌肉跟筋膜沾黏，影響血液循環跟代謝變慢。而且因為你不運動，所以你的腿其實是肥肉瘦肉跟筋膜全都糾纏在一起，這樣你當然會胖啊！當然會常常腳痠腳脹不舒服啊！

「不不不！我是個每天都坐在電腦桌前的文字工作者，我是個坐在辦公桌前的上班族，我懶得很，我很少走路，回到家就立刻倒在沙發上看電視。」

OK，那你的上半身，一定因為長期使用電腦或手機，脊椎都直不起來了吧？手臂也僵硬地像個迅猛龍一樣了吧？你看一下手臂上的蝴蝶袖跟肚子上的脂肪，不就是長期堆積出來的嗎？

「那這些跟滾筒有什麼關係？」

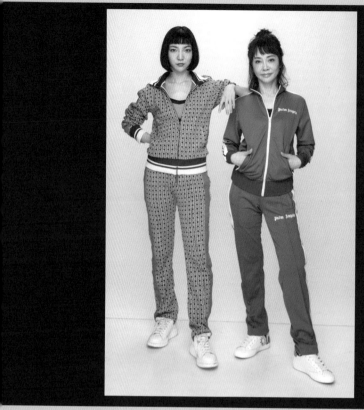
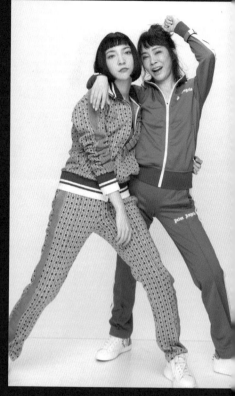

好，讓我來形容一下：滾筒，到底在滾什麼？

請你這樣想像，你全身上下的肉，不管瘦肉肥肉還是肌肉，都像是覆蓋在你身上的一件衣服。為什麼你有時候會落枕？三天兩頭腰痠背痛？容易腿痠腳抽筋？那都是因為筋膜的扭轉跟拉扯，導致你身上這件衣服，這裡凸、那裡凹，全身皺巴巴的，一點也不光滑；但是，一旦你用滾筒把它給滾起來，就像是用熨斗把這件衣服給燙平，平整以後就不容易不舒服了。

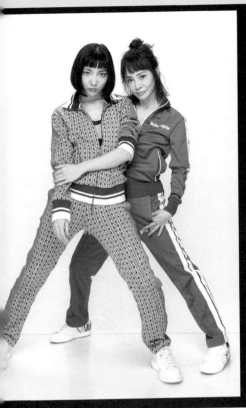
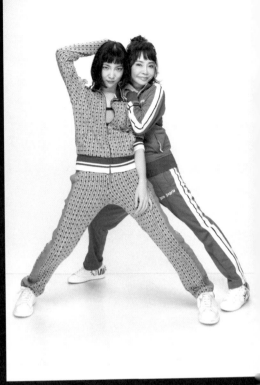

所以，除非你現在還未成年，你體內還擁有青春無敵的少男少女賀爾蒙，否則隨著歲月的增加，你的身體卻從來沒有得到過筋膜的釋放，將來問題就大了。我勸你現在就開始！

Start ne

滾筒的好處
排毒、代謝、減肥

在開始滾筒運動之前，先讓大家了解，

為什麼我們要把筋膜滾開？

把筋膜滾開對人體有什麼好處呢？

STAR！

首先是，可以排毒

在這個環境污染越來越嚴重的年代，你每天吃的食物、喝進去的水、呼吸到體內的空氣，都長期在身體裡累積了許多毒素和重金屬。你有想過你的筋膜，在顯微鏡底下會是什麼樣子嗎？

告訴你，筋膜就像通過你全身的河流，一旦你的肌肉跟筋膜沾黏，那些你平常吃到肚子裡面的重金屬毒素，就會卡在這些黏液上，就像泥土、砂石在河流中一直不斷堆積，水流速度就跟著越來越慢，最後把河道都堵住一樣，這些卡住的毒素，會造

成你身體的代謝、循環越來越差,甚至還可能會出現一些淋巴結,或是你在自己的肌肉摸到硬塊。

這時候,我們就要來滾開你的筋膜。你每天在家都會洗澡吧?那你有幫你的筋膜洗過澡嗎?滾筒運動就像是在幫你的筋膜洗澡,你持續用滾筒把筋膜滾開的動作,會慢慢地讓你的筋膜變得比較平滑,如果你把滾筒滾過的筋膜再次拿到顯微鏡底下,你會看到光滑的表面,甚至還會閃閃發光呢!

這是因為筋膜上面,已經沒有沾黏這些毒素廢物,原本很多卡住的垃圾、讓身體循環代謝變差的髒東西都清除了,那些原本看起來凹凸不平的樣子,自然就不見了!

其次是,促進代謝

我以前的體質,是吃完整餐麻辣鍋都不會流汗的人,誇張吧!但我沒有騙你。尤其到了冬天,血液循環更差,我很怕冷又不容易排汗,但是自從我開始使用滾筒之後,現在有時候早上起床喝杯熱開水,都會覺得背部微微地在發汗。更不用說,如果你是第一次開始使用滾筒,通常在 20 分鐘內就會開始大流汗了,因為這代表,你的循環已經啟動,你的代謝正在變快!

剛剛我們說,筋膜就像在你全身流通的河流,河流的速度快慢

就是循環代謝系統的指標，所以我要請大家要配合多喝水，這樣就更可以通過排汗，慢慢地將這些體內的毒素代謝掉。如果你長期有免疫系統問題，或是常常因為生病經常吃藥，更需要試著用滾筒來幫你把這些毒素排掉。

滾筒運動適合每天進行，但每個人的反應不太一樣。有些人做完滾筒運動，代謝會變快、精神變好，我就是屬於這種反應，所以我習慣在早上做完滾筒，出了汗、洗完澡後，精神飽滿電力充沛去上班。也有些人是滾著滾著很放鬆，就會很想睡覺，那這樣的人就適合在睡前一小時再開始做滾筒運動，剛好可以幫助睡眠。

再來，滾筒還可以瘦身減肥

當你有了比別人快的代謝功能，能夠順排汗排毒，再把多年來糾結在一起的筋膜慢慢推開，認認真真滾上 3 個月，你會發現，體重竟然開始自然地往下掉了！想要不痛苦地減重 10 公斤以上，完全可以掌握在自己的手裡喔！

以前，我的秘書 Cindy 怎麼克制食慾、怎麼運動都沒有辦法瘦下來，我就鼓勵她先暫停運動，請她先使用滾筒來改善身體的代謝運作，因為女孩子比較容易有大腿馬鞍袋跟下半身肥胖的問題，這些大部分是代謝循環不好造成的；當你循環代謝不好

的時候，就算努力少吃，也起不了多大的減肥作用，所以先用滾筒把筋膜跟肌肉滾鬆，把代謝系統打開，排掉水腫後，視覺上就會看起來變瘦，之後再去運動也能達到更好的效果。

工欲善其事，必先利其器。接下來，你要先去買一個好用的滾筒。那什麼叫做好用呢？我認為應該要具備兩個條件：第一是接觸身體的表層有彈性，同時內圈中心要有支撐力。支撐力很重要，因為當我們做滾筒運動的時候，是把身體的重量壓在上面，如果支撐力不夠，用不了多久，滾筒就會變形。第二是表面不要有太多尖刺形狀的突起物，這種滾起來會加重疼痛又容易受傷。

所以你不要因為怕痛，買一個太軟、像泡棉一樣的滾筒，因為它的反作用力不夠，效果不佳；也不需要覺得越刺激越有效，就去買一個像狼牙棒一般的滾筒，用力地搓死命地壓，結果導致身體發炎。

如果是初學者，我建議大家可以買個短的滾筒，長度差不多是33 公分左右；如果你的身材比較壯碩，或是平常有在練健美跟重訓，可以買長度 66 公分左右的長滾筒，因為長滾筒可以做到更大範圍的肌群按摩，或是搭配不同的使用方法，在肌肉跟筋膜上面施加更大壓力。

現在網路購物很方便，但我還是希望大家買滾筒時，最好能親

手去摸一摸滾筒，確認它的彈性跟支撐力；另外，我們做滾筒運動的時候，還會需要搭配一張瑜珈墊，因為這樣可以增加摩擦力，才不會因為地板滑，在滾的過程中，一不小心滾筒滑開造成受傷。

記住，什麼事情都是剛剛好就行，買個軟硬適中，你自己看了心情好的顏色，就可以加入滾筒家族的行列了！

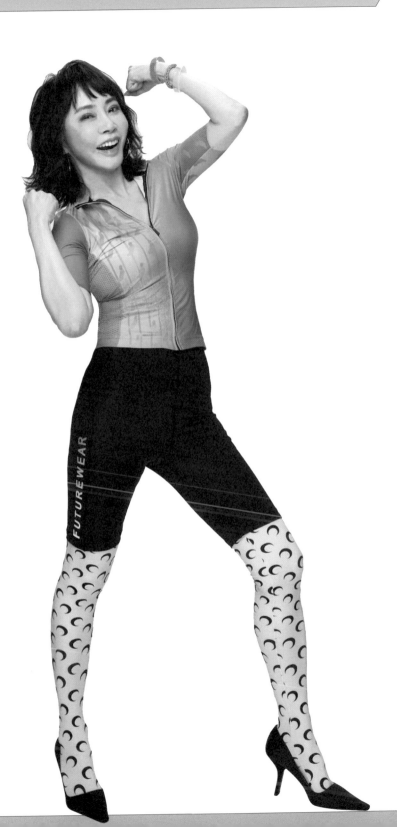

CH1-3

做滾筒
好好呼吸與身體對話

像是幫自己進行一場身心靈的 SPA，

慢慢呼吸、好好放鬆，

聆聽內在的聲音。

> STAR！

接下來，要跟大家說，滾筒要怎麼滾～～

如果你是從來沒有用過滾筒的人，我必須先告訴你，一定是會有些疼痛的，有些人會覺得疼到受不了哀哀叫，也有些人會覺得疼得很爽！不論你的感受如何，請記住兩個訣竅：

訣竅一，當你用滾筒的時候，請你做深層的呼吸。

什麼是深層的呼吸？如果你會用腹式呼吸法，那當然最好；如果不會，那麼你就深深地吸氣，再深深地吐氣，為什麼要這樣

做？因為這可以幫助你在做滾筒的時候，卸除你的疼痛，順便讓平時忙碌，沒有自覺好好呼吸的你，在這段時間裡，做一個有氧的深度呼吸。

請你先用輕鬆的盤腿姿勢，坐在瑜珈墊上，將眼睛閉上，把舌頭頂住上顎，也就是牙齦後方有一條條凹凸的部位，然後把嘴巴閉起來，用鼻子深深地吸一口氣，吸氣的時候把空氣灌進肚子，讓肚子凸出來；再慢慢地把肚子縮進去，用鼻子吐氣。盡量把呼吸延長，最好是吸氣 4 秒、吐氣 4 秒以上的循環，這，就叫做腹式呼吸法。

有沒有感受到很平靜、很舒服？

我們就先在瑜珈墊上做 3 分鐘深度的腹式呼吸，再開始進行滾筒運動。為什麼我一直強調做滾筒運動的時候，調整呼吸跟放鬆心情很重要？因為你要讓大腦跟心情都進入一個穩定的狀態。這個時候，不要再去想今天上班發生了什麼事情？或是腦中還覺得等一下有什麼事情要做？也不要一邊追劇看電視、滑手機聊天，這些都會讓你分散注意力而忘記呼吸。你要讓自己進入安靜的狀態，好好面對接下來下跟身體對話的過程。

當滾筒開始滾過那些已經緊繃到成塊的筋膜，你一定會忍不住叫出聲，這時候有的人會開始不自覺地屏住呼吸，這是不對的！在這裡要提醒你一件非常重要的事情，當你感覺疼痛的時

候，千萬不要因為痛就閉氣咬牙，因為這樣非但不能釋放疼痛，還有可能會造成內傷，產生岔氣、咳嗽，甚至因為肌肉緊張而拉傷、腳抽筋等現象！

遇到痛點部位，切記要配合呼吸：先慢慢吸氣為迎接疼痛做準備，吐氣時慢慢地滾過痛點，這種利用深度呼吸來降低痛感的方式，是最好的減痛方法。很多人平常會不自覺地憋氣，造成身體含氧量不足，這很容易產生黑眼圈或皮膚黯淡、精神不好；如果你做滾筒的時候能搭配緩慢的深呼吸，除了讓身體放鬆，還可以因為深呼吸增加身體含氧量，改善黑眼圈。

千萬別想著，唉喲！這裡好痛喔！所以滾到痛點的時候，就趕快讓滾筒快速來回滾過去，以為這樣就比較不容易痛；反而是當你把滾動速度放慢，只要碰到痛點就慢慢吐氣，想像那些疼痛隨著你的吐氣煙消雲散，幾次來回過後，就會發現痛點慢慢消散，這樣就能達到放鬆筋膜解開沾黏的效果了。

訣竅二，請記住，好好地跟身體對話

我們現在做的，是放鬆筋膜，不是對抗你的身體。所以，盡量每一次都給自己一個 30 分鐘以上的時間，好好地跟身體對話。平常我們的身體都是很盡力地去完成大腦所下達的指令，但我們的大腦卻很少去感受身體想傳達的訊息，一點都不公平！

當我們用滾筒來放鬆全身上下肌肉跟筋膜的時候，你可以清楚感覺到哪些部位是緊繃的？那幾個痛點比較大塊？此時此刻你終於能夠體會，原來你身體的這些部位，長期工作這麼辛苦，才會處於沾黏淤積的狀態啊！

對沾黏嚴重的人來說，滾筒運動的初期，絕對不會是一場讓你輕鬆愉快下午茶，但你知道嗎？其實我們都應該要好好感謝這個疼痛，因為這個疼痛是在提醒我們：之前為什麼沒有好好對待自己的身體？我們以後是不是要好好注意了？不要再姿勢不良、施力不當。這時候，你可以一邊做滾筒，一邊跟身體道歉：「對不起，把你弄成現在這樣，以後我一定會好好善待你。」

說到要做到喔！每次做滾筒運動的這段時間，你就靜下心來，好好地去聆聽身體要告訴大腦的訊息：

「為什麼我右腿的這條筋比左腿還要痛？」原來是因為我的慣用邊在右邊，常常不自覺多使用了右腳，或總是把重心放在右腿上的關係。

「為什麼我今天左手比較痛？」因為我用左手提了很多重物，忘了用右手幫忙。

當你在做滾筒的時候，請你放鬆心情，慢慢地滾；閉上眼睛，

享受你的身體在滾筒上面，緩緩地將筋膜鬆開的過程。絕對不要著急，畢竟這些筋膜已經累積了幾年、幾十年的時間，不是一天兩天就可以滾開滾鬆的。

像我自己，即便已經滾了 4 年的時間，還是會因為每天走路，運動，或是坐久了之後造成肌肉緊張，仍然會需要常常滾它！還有要注意的是，每當你滾了一段時間，想坐起來或是站起來的時候，一定要慢慢地起身，因為在我們做滾筒的當下，血液會集中到你滾的部位，如果你突然站起來，有些人會覺得頭暈，這跟有些人坐久了突然站起來也會暈眩，是同樣的意思。

其實使用滾筒，就是你自己在幫自己進行一場身心靈的 SPA，除了與身體對話，跟出去外面給人按摩的差別是，自己幫自己按摩這件事，你在任何時間都可以做，而且還可以省下一筆錢，不用花錢找按摩師！你去做 SPA 的時候按摩師會問你：「這樣會不會太大力？」但你在家做滾筒運動，隨時可以自己調整壓力大小、速度快慢，中間還能隨時起身去休息喝水上廁所，主控權完全在自己手上。

對不起，這裡沒有要擋按摩院的財路的意思！我自己是因為不喜歡去推拿館讓不認識的人摸我的身體，一來我怕癢，二來又不見得每個師傅都能按到讓我舒服，反而用了滾筒之後，想要輕、想要重，全身哪個部位要加強、時間要多久，都是我可以

自己決定的啊！這不是很爽嗎？

在做滾筒運動的過程當中，除了可能會痛或爽的身體感受之外，伴隨而來的還有可能是會在滾了 10 分鐘之後開始流汗，這點因每個人體質的不同，有人會少量地不自覺冒汗，但也有人是大量的汗如雨下濕透衣服，這時候，真的是恭喜你！因為你的循環系統開始重新啟動了，也就是說，從此刻起，你即將踏上一個新陳代謝回到年輕時代的新人生，請你為此刻感到興奮與期待！

講了這麼多，準備好你的滾筒、瑜珈墊了沒？再帶上一條毛巾，一瓶水（最好是溫水），打開能讓你放鬆的音樂，我們真的要開始滾了！

現/在
開始滾起來！

滾筒運動是與身體對話的過程，

不需要刻意量化每個部位所滾的時間，

依照需求加強分配各部位所需的時間，

因為唯有你最了解自己的身體。

STAR！

人的身體結構，是腳承載著小腿，小腿承載大腿，大腿承載屁股，屁股承載著腰，腰承載背跟肩，肩膀承載脖子，脖子承載著頭，每一個部位如果都能夠有均衡的力量，身體就會覺得輕盈跟靈活，當然就會過得輕鬆舒服。

全身上下，我們總共有 10 個部位要滾：左右小腿後側、左右大腿後側、左右小腿前側、左右大腿前側、左右大腿外側、左右大腿內側、左右臀部、腰部、背部、左右手臂的腋肢窩。腋肢窩分佈著淋巴，跟身體的免疫系統有很大關係。

在每個部位開始之前，請你先都滾過數回，看看有沒有什麼部位，有不正常疼痛的地方，有時候你可能受傷了不自覺，或是之前的舊傷，這都是你做滾筒運動的時候，要避開的部位。如果有這種情況，你要做的，是去尋找專業的治療，千萬不要想以痛制痛，這樣受傷會更嚴重喔！

前面講過，滾筒運動是利用你自己身體的重量，在滾筒上為肌肉加壓，也是你和自己身體對話的過程。那我們每天要和身體進行多久的對話呢？一天一個小時？聽起來好像很花時間，但如果我們每個部位都要滾，平均下來一個部位也才花 6 分鐘！蕭薔說，6 分鐘護一生，你覺得每天花 6 分鐘照顧身體的一個部位會很多嗎？

不過我建議大家，不用去量化每個部位要滾的時間，既然滾筒運動是你跟自己身體對話的過程，如果你今天發現小腿比較緊繃，你想滾個十幾分鐘；你覺得屁股好痠，想多給它一點時間，把不舒服的部位時間拉長，沒有那麼痛的部位時間縮短，當然可以啊！請大家視自己身體的狀況和需求來調配時間，只要總長度能維持在一個小時左右就最好了。

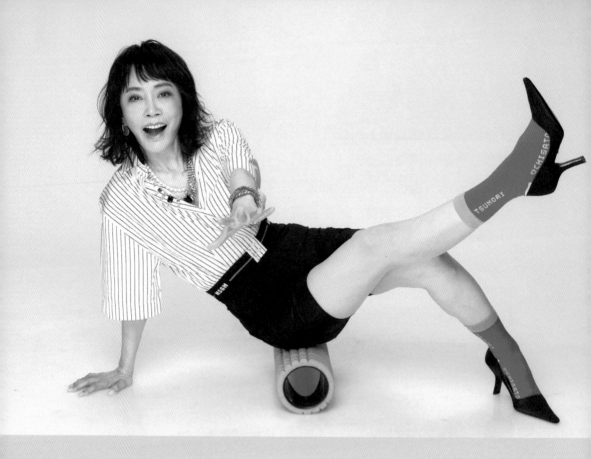

容易水腫的人，在做滾筒運動前後可以量一下大小腿的腿圍，記錄看看做滾筒運動後，腿圍有沒有改變？水腫狀況是否有改善？女生筋膜沾黏最嚴重的部位通常在腿部，越胖的人給腿部的壓力越大，而且女生最常運動到的地方就是腿，這是為什麼很多女生總是下半身比上半身胖的原因。

好好滾開下半身的筋膜，除了能讓代謝變好不易水腫，也可以讓腿部線條更優美呢。

開始滾之前，你該注意的事：

❶ 體型肥胖且不運動者：

因無法靈活做滾筒運動，建議先慢走一段時間，並參考飲食控制章節後，減少身體負擔，體重下降之後，再開始。減重前，可只做腿部，或請家人協助幫你滾。

❷ 長期運動且肥胖者：

在沒有受傷的情況下，盡量天天全身滾一個小時，搭配慢跑、快走、游泳等心肺運動。

❸ 年齡稍長容易拉傷者：

看著影片請你的家人用滾筒協助你慢慢的放鬆，請記得深呼吸吐氣。

❹ 有心臟病、高血壓、糖尿病、貧血、長骨刺、骨質疏鬆、氣喘、暈眩症狀者，請先就醫，勿心急嘗試。

❺ 生理期間與孕婦不宜。

Are you ready ?

JUST DO IT
左右小腿後側

1/ 請你把滾筒放在小腿後側，另一邊的腿屈起，雙手放在臀部的左右後方支撐身體，脊椎拉直但放輕鬆，胸口挺出縮小腹，利用核心的力量支撐。屁股不需懸空，從腳踝往上開始，分段尋找痠痛或比較緊繃的部位。

2/ 把另外一隻腿放在上面加壓，做的時候不是只靠腿的重量，你要加壓，要有點重力，找到痠痛緊繃的部位後，可以左右滾動去放鬆這裡的筋膜跟肌肉。

3/ 注意力放在呼吸上，你的速度不用很快，因為太快你會感受不到很多小細節。我希望大家在滾動的過程中，自己去感受哪邊的肌肉很緊？是小腿下方靠近腳踝的地方？還是網上接近膝蓋的地方？緊的地方就多來回幾遍，保持呼吸，慢慢地滾。結束後輕柔地從腳踝往上按摩安撫一下剛剛被驚嚇的肌肉。

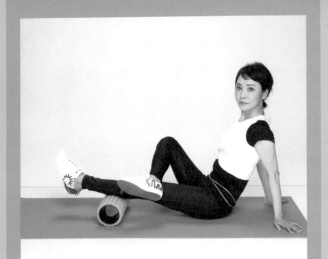

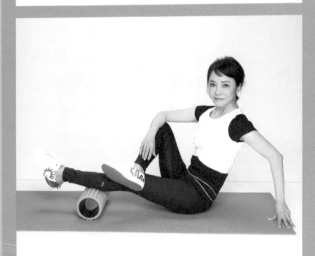

掃一掃，
跟著影片這樣做！

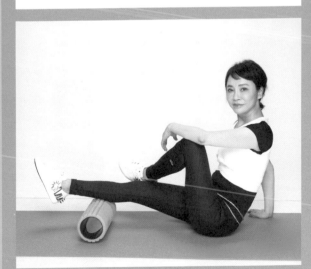

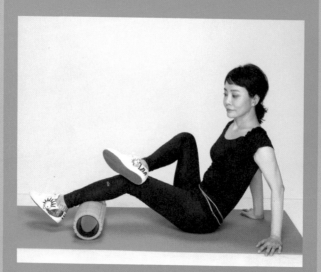

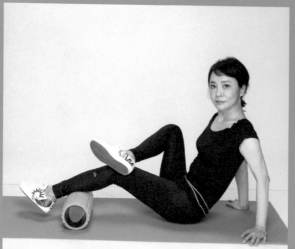

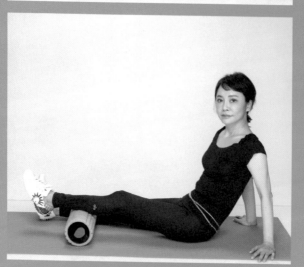

1 雙手盡量靠近屁股後方，不要離滾筒太遠，這樣才可以避免往上滾到膝蓋後面的時候，身體過於懸空，肩胛骨也會因為身體重心不對而歪斜。

2 如果雙手抱住屈起的腿也能滾動，就是正確的姿勢，雙手是增加三角支撐的穩固感，不要把身體重量全都放在雙手上。

☆柴姐貼心話☆

小腿上有很多穴道，滾一滾你會開始覺得痠，其中有一個叫三陰交，女生生理期不順的話，可以自己在三陰交加強做按摩；另外還有專門管腸胃、消化系統的足三里，腸胃不好的人，滾到足三里時感受會很強烈。多數人滾小腿，應該都是又痠又痛，為什麼呢？因為我們下半身承載了身體一半的重量，假設你 50 公斤，你的下半身就是每天扛著一台小冰箱的壓力在走來走去、運動等等，這怎麼會沒有壓力？膝蓋怎麼會不辛苦呢？

JUST DO IT
左/右/大/腿/後/側

1/ 把大腿放在滾筒上面，雙手放在臀部的左右後方支撐身體，脊椎拉直但放輕鬆，胸口挺出縮小腹，利用核心的力量支撐，屁股不需懸空，另一隻腿跨過要滾的這隻腿來加壓。

2/ 分段從膝蓋往上找到痛點後，左右、前後轉動放鬆肌肉跟筋膜，也可以讓大腿後側在滾筒上畫圈。有些人大腿後側肌肉比較硬或肥肉比較多，有時可能會找不到筋膜，痛感比較不明顯，但沒有關係，放輕鬆慢慢滾，滾久了以後就會有感覺。不要忘了，要吸氣、吐氣，好好呼吸。

❶ 大腿後側肉較多，左右轉動的範圍可以擴大，感受一下硬的筋膜在左右滾動的過程中會有嗶嗶剝剝的感覺。

❷ 記得不時檢查手的位置，放在接近屁股後方，不要放得太後方讓屁股懸空，或是讓身體與地板的角度小於 45 度。手臂不要太用力，這樣手臂會累、肩胛骨的位置也會跑掉。很多女生在做這個動作的時候，雙手在撐，脖子緊張，做完之後上半身痠痛，這樣是不對的。

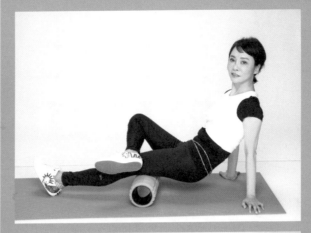

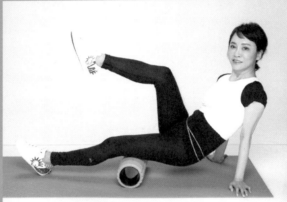

掃一掃，跟著影片這樣做！

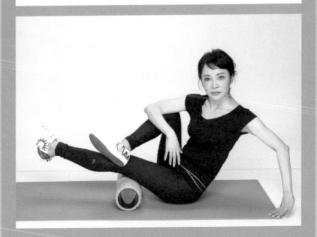

☆ **柴姐貼心話** ☆

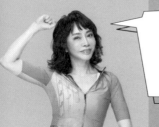

我自己在滾大腿後側的時候不會痛，所以建議大家可以輕鬆大膽地把手放在瑜伽墊上，滾的角度多一點，如果有家人在旁邊，請他們幫忙加壓都是可以的。

061

JUST DO IT
左右小腿前側

1/ 小腿前側肌肉較少，骨頭比較突出，所以滾筒重點會放在外側比較常使用的肌肉部位。

2/ 成四足跪姿，雙手放在肩膀下方，左膝蓋點地，把滾筒放在右小腿前側下方，這時屁股可略往右邊，把接觸的點放在小腿骨右側的肌肉處。

3/ 屁股是你的遙控器。想把滾筒的位置往前到膝蓋，就把屁股就往後推，要往下到腳踝處，就把屁股往前拉。

4/ 手可以移動，最好的方法是利用你自己上半身的重量去加壓，手輕鬆地趴在瑜珈墊上，把你身體的重量壓在滾筒上。屁股抬高一點，壓力就會比較大一些，你可以選擇直的往前滾，也可以慢慢地左右去找你比較痠的部位，找到一個你比較想加壓的部位，停在那個地方不動，把你全身的重量壓在上面。

5/ 做完右腿再換左腿，換腿的時候動作放慢，切記做滾筒不要急，否則容易因此跌倒受傷。

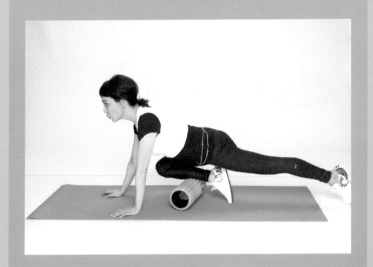

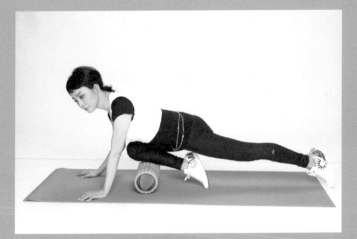

掃一掃，跟著影片這樣做！

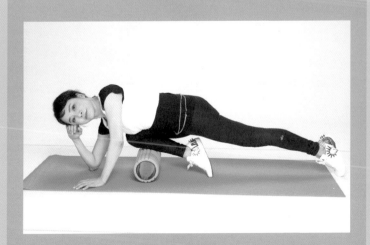

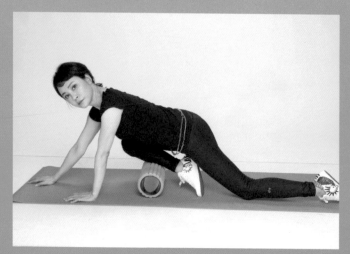

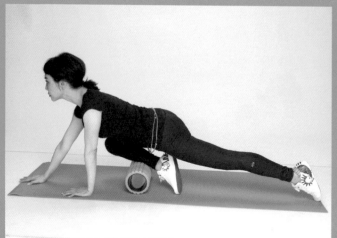

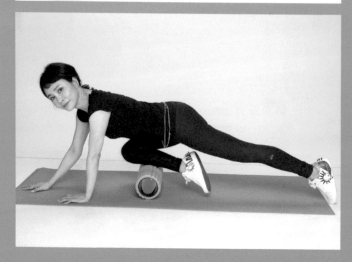

1 小腿是很多女生容易忽略的部位，穿高跟鞋、跑步跟重訓這些活動都會讓小腿肌肉緊繃。想讓腿變細，就要多做腿部的滾筒運動。

2 小腿外側膝蓋往下約 3 根手指頭的地方有足三里穴，足三里穴主管腸胃，腸胃不好、消化系統不好容易便秘的人，可以試試對足三里穴加強指壓，只要停在足三里穴，把屁股抬高用身體重量放在這個點上約 10 秒，之後微微左右滾動按摩，就會很有感覺。

☆柴姐貼心話☆

足三里穴自己用手指比較壓不進去，所以利用滾筒好好滾開，把全身重量交給滾筒，壓下去的時候就已經很有 fu。痛是正常的，不要因為痛就忘記呼吸；你如果有好好呼吸，就會享受那個痛。你有認真的呼吸，把氧氣帶到你的內臟，啟動你的代謝，應該現在已經開始感到痠痛流汗。最後提醒有貧血的朋友，如果這時候你覺得口渴，滾一滾想要起身喝水，一定要慢慢地起來，因為這時候所有的血液循環都跑到腿上，慢慢起身才不會暈眩。

JUST DO IT
左右大腿前側

1 / 趴下來，把大腿前側從胯到膝蓋的部位放在滾筒上面，沒有使用滾筒的另一邊大腿很輕鬆地屈起，與身體保持約 60 度，讓膝蓋放在地上做為前後滾動的支撐點。如果膝蓋會痛，可以拿條毛巾墊在膝蓋下面，減輕疼痛。

2 / 雙手小手臂放在瑜珈墊上，類似像做平板支撐一樣，輕鬆地撐著上身，然後慢慢將身體往前、往後移動，不管是從膝蓋到大腿根部直向來回滾動，或是分區左右轉動都可以，選擇一個自己喜歡的方式進行，逐步地從膝蓋往上到滾到大腿根部就可以了。

3 / 做這個動作的時候，腰不要掉下去，盡量吸氣 HOLD 住肚子，還可以順便鍛鍊一下核心肌群，比較不容易受傷。多數人大腿前側都使用過度，因此大腿前側最容易感受到疼痛，記得保持深呼吸來緩解疼痛感。

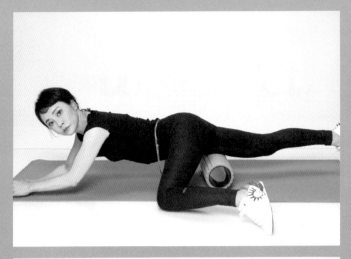

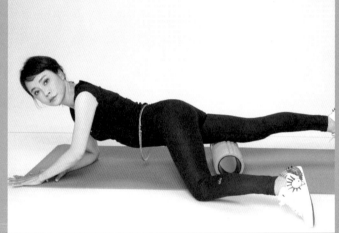

掃一掃，
跟著影片這樣做！

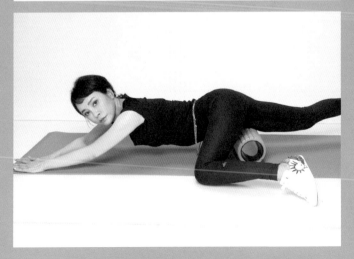

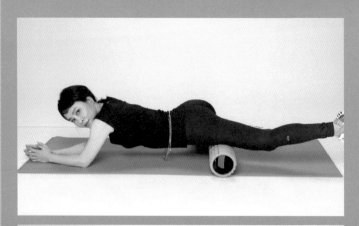

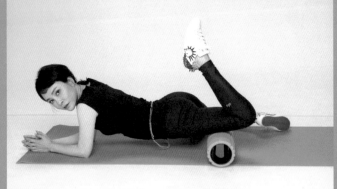

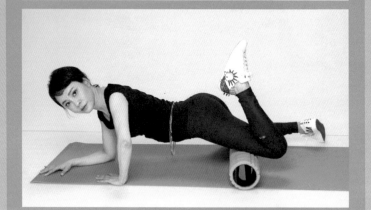

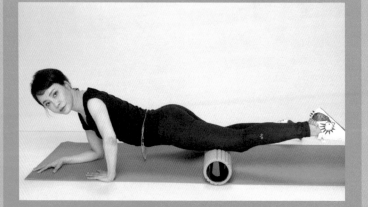

TIPS

1. 你可以找幾個需要放鬆的位置，定點後吸氣，把小腿勾起來往屁股靠近，吐氣時慢慢往地板放下，或定點轉圈數次，做重點加強。

2. 年紀大的人要好好滾鬆膝蓋附近的肌肉，這樣才可以卸掉膝蓋平常承受的過多壓力。

✿柴姐貼心話✿

大腿前側通常是最痛的部位，因為大家平常都是用前大腿驅動在走路、跑步。但請記得「痛則不通、通則不痛」的道理。我自己會非常加強胯骨，因為平常工作久坐，胯骨附近比較容易沾黏；你也可以自己找你最需要加強的角度。

為什麼我一再強調呼吸的重要，因為人有一種本能，當你痛的時候，肌肉就會ㄍㄧㄥ住（硬撐）；如果你現在覺得很痛，就跟你的肌肉道歉，是你把他搞成這樣的。告訴他接下來 2、3 個月你會天天滾，某一天你就會突然發覺，有沒有滾筒，你人生的差別有多少。

JUST DO IT
左右大腿外側

1/ 把大腿外側放上滾筒，另一隻腿越過這邊的大腿踩在前側作為固定的支點，兩隻手同樣放在前面，這樣你就很穩，一共有 3 個點在幫你穩定。雙手跟踩在地上的腳會在同一邊，雙手不要離滾筒太遠，不然容易因為重心不對滾筒容易滑開，一滑開就容易拉傷。

2/ 雙手可視大腿外側的位置不同，往外爬行來移動到適合的位置。很多晚睡或睡眠品質不好的人，大腿外側會比較疼痛，如果你痛到無法移動，深呼吸還是無法緩解，你就直接固定在一個位子，用左右翻轉屁股的方式來轉動大腿外側做定點放鬆。

TIPS

❶ 大腿外側是肝膽經的位置，多做可以消除腿部水腫、消除大腿馬鞍袋的贅肉，長期疲倦的人，或是肝膽經比較不容易排毒的人，需要多加強。

❷ 記得吸氣吐氣，因為如果你現在痛到全身緊繃著，反而無法釋放。慢慢滾，不求快，也不求大面積移動，別忘了肚子也要 HOLD，才不容易受傷。

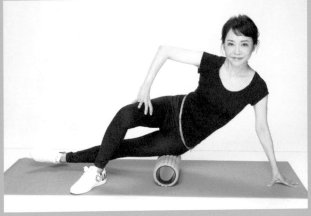

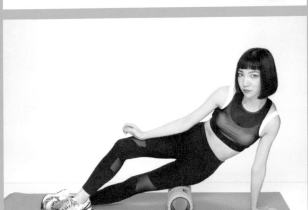

掃一掃，跟著影片這樣做！

✩ 柴姐貼心話 ✩

多數人大腿的側邊一定非常痛，跟前側不相上下，痛到快往生了、痛到叫媽媽了也沒有用。我自己做滾筒到現在4年了，也還是很痛，這是很正常的，不用擔心，想要罵髒話的話，如果旁邊沒人，你就小小聲地罵出來。

大腿外側跟前側，是讓最多人又喘又痛又流汗的部位，但如果你有勇氣（自己來，不用找梁靜茹給你）、有毅力、持之以恆地慢慢滾，會滾出很多感受，當你慢慢地釋放，慢慢地打開筋膜以後，裡面還會有很多的小細節跟新發現。等到有一天你發現不痛了，你就重生了！把肝膽經疏通開來，以後也比較不容易感到疲倦。你們還好嗎？到目前為止都還活著吧？

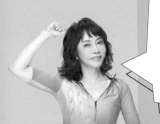

071

JUST DO IT
左右大腿內側

1/ 請你趴在瑜珈墊上，抬起其中一隻腳，把滾筒以跟大腿垂直的方向放在大腿內側，由內往外慢慢滾動即可。

2/ 可以定點停住，以小腿畫圈的方式加強力道，往上滾到胯骨的位置，可放鬆整條大腿內側的肌肉跟筋膜，消除大腿內側的肥肉，滾完了一條腿之後就可以換另一邊。

TIPS　大腿內側有個很重要的穴道叫血海穴，位於大腿內側膝蓋上方約 3 個手指頭的位置。血海穴管泌尿系統、婦科，容易水腫或喝水卻不常尿尿的人，多半是因為這地方塞住。把滾筒放在血海穴的位置，用小腿轉圈的方式為血海穴按摩，打開堵塞。

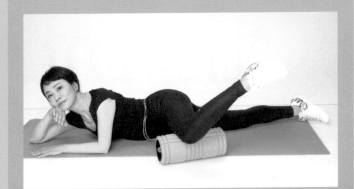

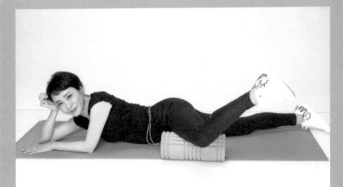

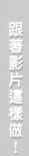

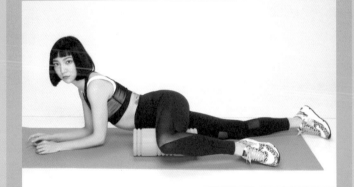

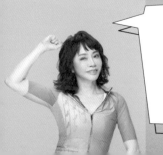 ✩ **柴姐貼心話** ✩

血海穴有時候不容易找，但既然是跟自己的身體對話，你可以自己在家裡慢慢找，一定要花點時間找到把它打開。找到了之後，用一點點力氣，以旋轉的方式在血海穴附近按摩，或者把腿抬起來然後左右滾，對泌尿系統有很大幫助。

073

JUST DO IT
左右臀部

1/ 小心地坐在滾筒上，注意避免滑倒受傷。為了讓我們做的時候很穩定，所以我們的手一樣要放在滾筒附近，不要離滾筒太遠。

2/ 口訣是「滾那邊的屁股，翹那邊的腳」，例如我們先滾左邊的屁股，那就先把左手撐在地板上，然後把左腳翹在右腳上，讓左半邊的屁股可以大面積地在滾筒上滾動按摩。跟滾筒接觸的部位，是俗稱「屁股酒窩」的環跳穴，屁股用力的時後它會凹下去，這時候你小幅度的前後左右滾動屁股，會出現痠刺痠刺的感覺。

TIPS 平常久坐的人加強屁股位置，可促進臀部脂肪代謝、紓緩腰腿跟坐骨神經痛。

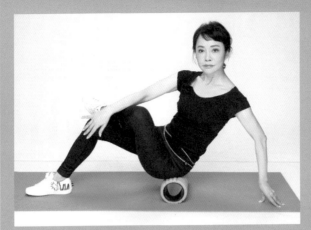

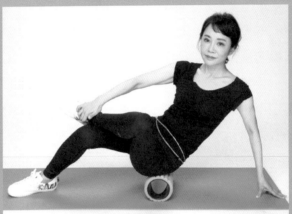

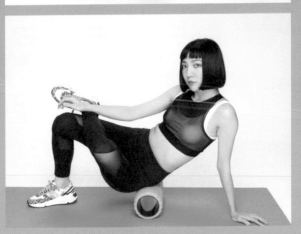

掃一掃，
跟著影片這樣做！

✩ 柴姐貼心話 ✩

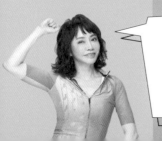

一般來說，滾到屁股所產生的痠，滾完之後是很舒
服的。滾到這裡，如果有人開始打嗝、想放屁、想
上大號，都是正常的，因為你的循環系統已經在運
作了。怎麼樣，感受是不是還不錯啊？

JUST DO IT
腰／部

1／ 腰部的動作很簡單，請你躺在瑜珈墊上，屁股抬高，將滾筒橫向插入腰部下方。

2／ 確定不會不舒服之後，把雙腳彎曲向天空舉起，以前後擺動或左右搖動的方式來按摩腰部，也可以畫圓，總之就是自己找角度，你可以找比較痠痛的位置定點加壓。

3／ 結束後不要急著起身，先把屁股抬高，把滾筒抽出後，再倒向右邊，用手支撐著起身。

腰在身體結構裡面是最沒有肌肉跟最脆弱的部位，這就是為什麼很多人容易閃到腰，如果你做這個動作沒有注意安全，真的很容易拉傷。這是我找到最安全的方式來做腰部的滾筒運動。因為心臟在左邊，不管起床或是做瑜珈跟滾筒運動，建議年紀大的人養成側向右邊再慢慢起身的習慣，可以減低中風的機率。

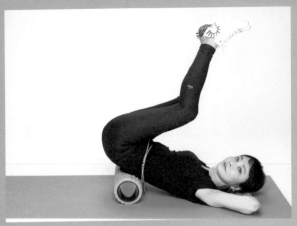

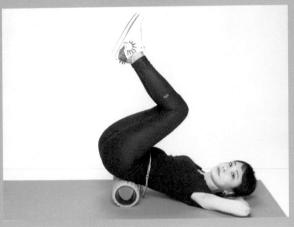

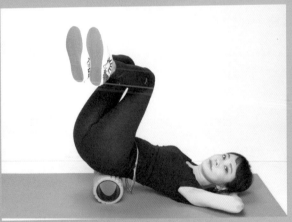

掃一掃，跟著影片這樣做！

⭐ **柴姐貼心話** ⭐

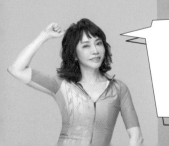

腰部跟屁股一樣，也是滾筒運動中很舒服、很容易有放鬆感受的部位。你如果靠近屁股的下腰比較痛，就滾下腰；如果上腰比較緊，就滾上腰。但不要因為少了刺激的疼痛感，就忘記好好呼吸喔！

JUST DO IT
背/部

1/ 滾筒放在背部，讓身體與地板大約呈 30 度角。

2/ 下巴收好，雙手放在脖子後側手指交叉，手臂夾起來，手肘往胸前靠攏。這樣背部會有比較多的面積跟滾筒接觸。

3/ 屁股抬起，HOLD 住肚子，利用屁股跟大腿後側的力量，像盪鞦韆一樣擺動。如果你希望滾的時候不要那麼累，我建議你把屁股抬高一點，上半身會比較輕鬆，加壓也會比較多，比較有感。

TIPS

古時候的人說「病入膏肓」，膏肓穴就是在肩胛骨。整片背部後面，左右兩邊肩胛骨是非常重要的，當你覺得快感冒了，或是感冒快要發燒的時候，你就趕快滾你的肩胛骨膏肓穴，不停地不停地滾，可以緩解症狀。你也可以左右分開滾：滾左邊的時候，就把全身的壓力放在左邊，滾完左邊之後再滾右邊。

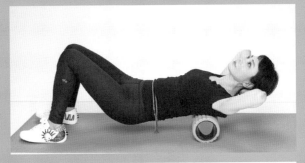

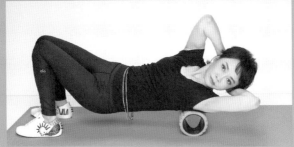

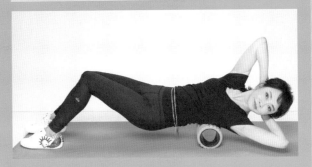

掃一掃，
跟著影片這樣做！

☆ 柴姐貼心話 ☆

每個人筋膜沾黏的部位都不太一樣，但現代人普遍長時間
使用手機、電腦，當了很久的低頭族，或是姿勢不良長期
駝背，需要好好地去釋放它。滾背的時候身體要挺起來，
如果脖子沒有支撐會很容易痠，才需要把手放在脖子後面
去撐著你的頭，把頭放平，滾起來才放鬆不會累。

大家有沒有覺得，經歷滾腿的痠跟疼痛之後，現在滾背相
對地很舒服？而且有沒有一種按摩不求人、按完如釋重負
的感覺？ 這就是整個滾筒運動中最開心舒服的部分，像
是努力得到了獎賞，滋味太美妙了！

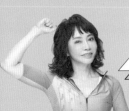

JUST DO IT
胳肢窩

1/ 這個部位的動作非常簡單，你只要側躺，把胳肢窩放在滾筒上就可以了。可以直的來回滾，也可以左右前後，感受一下會不會痛？往前到副乳位置滾動如果會痛，可能是乳腺不通；往後接近背部的位置如果會痛，代表背部的筋膜很緊，多半是因為搬重物或是背包包所引起的。會痛的人，記得要什麼……？對，好好呼吸。

2/ 你也可以同時往上延伸，把手臂內側滾一滾，尤其是常打電腦手臂會痠痛的上班族，或是常單手滑手機的手機族，可以改善你手臂疼痛問題。想要加壓的人，可以把頭靠在手臂上。滾完了一邊就換另外一邊。

TIPS　胳肢窩這個地方有很多淋巴，淋巴的排毒很重要，平常運動也不太會動到這個部位，有些人一放上去就痛了，表示淋巴或有可能乳腺阻塞，乳癌或乳房組織增生等問題多跟乳腺堵塞有關，女性朋友盡量保持乳腺暢通。

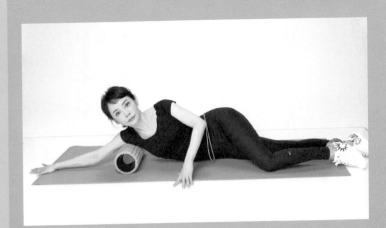

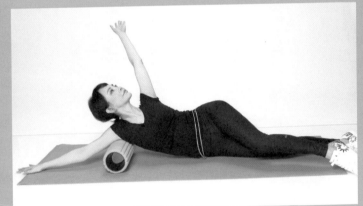

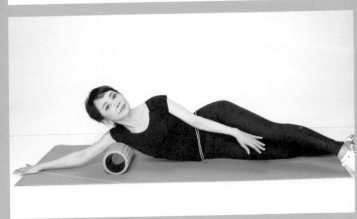

掃一掃，
跟著影片這樣做！

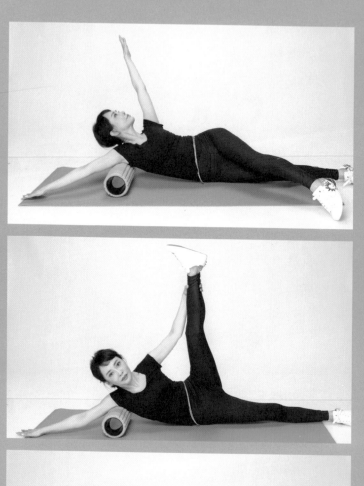

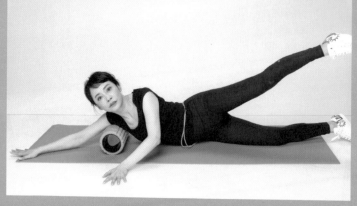

Take

082

胳肢窩的動作比較簡單，你如果想要一邊看電視一邊滾，我也不堅持反對。

到這裡為止，全身上下 10 個部位都做完了，一切還好嗎？有沒有覺得很舒服啊？毛毛蟲要變成蝴蝶，一定要經過痛苦掙扎的，接下來，只要你持之以恆，再配合飲食、適度運動、多喝水，一定會有所改變，一定會越來越亮麗。

記得喔，一定要多喝水，像你每次去做完腳底按摩、泰式按摩、油壓推拿，結束的時候師傅是不是都會給你一杯水？這杯水的功能就是要讓你把毒素排掉。蔣宋美齡女士活到 105 歲辭世，聽說她長壽的秘訣，就是要每天喝綠茶跟每天按摩。

多數人的經濟能力可能沒有辦法天天找人按摩，但自從有了滾筒之後，自己就可以過著很高級的按摩生活。我出國的時候也都會帶著短的滾筒，不會太佔空間，手提行李箱也放得下，每天起床或睡前滾個半小時，舒服的不得了！

break .

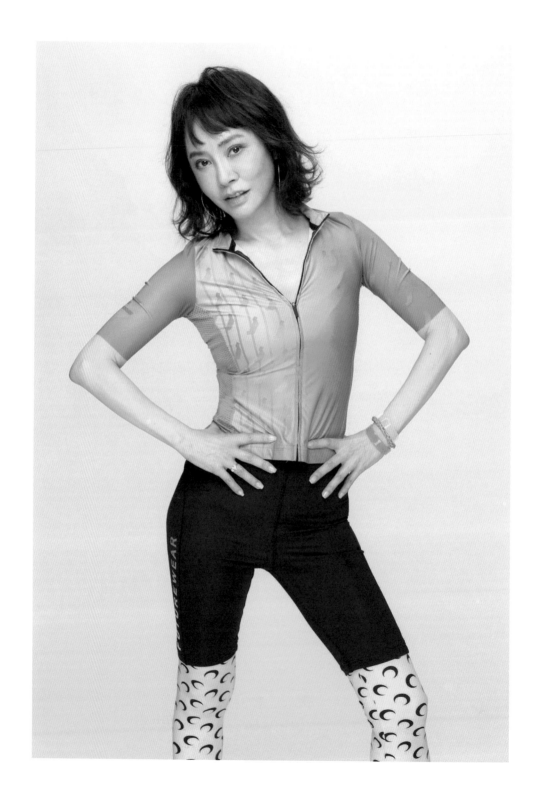

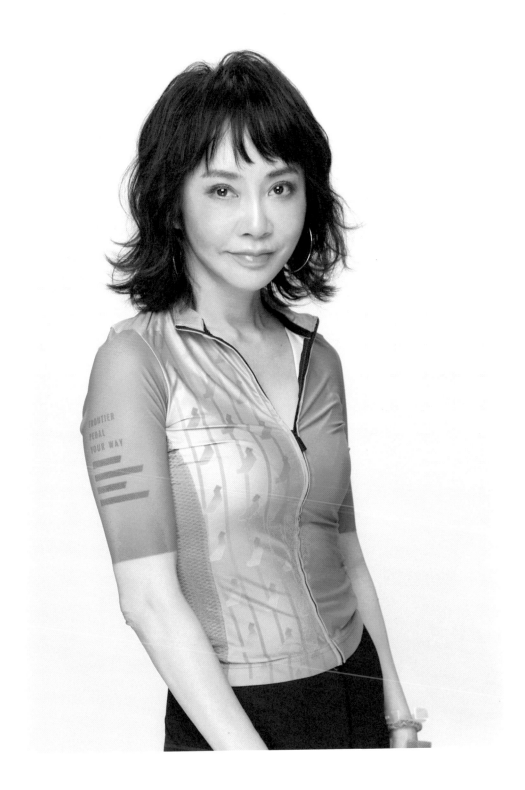

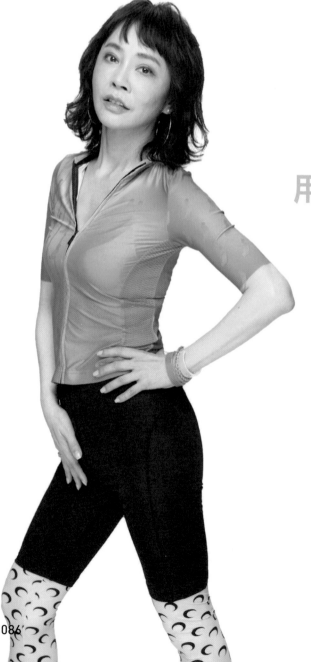

CHAPTER 2

飲食

用心面對每一餐

只要能有意識的吃，
好好記錄吃進身體裡的食物，
善用四分法掌握均衡飲食，
多喝水少重鹹，
縱使是外食族都能吃出好身材。

飲食要均衡
教你ubereats怎麼點！

別再用沒時間、一個人很難煮，

吃外面哪有選擇……等，

當作飲食失衡的藉口！

只要用點巧思，

外食族也能吃得更均衡健康。

STAR！

現在你已經知道要如何使用滾筒了，而你要瘦對不對？那你就要飲食均衡。

多數人會肥胖是因為飲食不均衡跟活動力不足，那我想先了解各位的觀念，什麼叫做飲食均衡？

有人說：澱粉、蛋白質、青菜，都要吃。這樣算答對了四分之三，還有一樣是水果。很多人會覺得自己是飲食均衡，他會說：

「我什麼都吃啊！」什麼都吃叫做飲食均衡嗎？ No ！有一種人會覺得「我沒有偏食啊」，但你真的很確定你沒有偏食？你一天有沒有吃到 20 ～ 30 種以上的食物？

你一定會覺得很難對不會？當講出「這真的很難」的時候，就表示你沒有決心要飲食均衡。你說很多人在外打拚，外食族做不到；小資族勤勞一點自己買東西回家煮，但一個人怎麼可能買到這麼多種食物？其實不是錢的問題，是你的規劃。

別只想著圖方便，外食你可以這樣選

今天你走進一家超市，一個人想買點菜回家煮，最後還是隨手買個飯糰或便當，但除了便當沒有選擇嗎？當然有！先以外食來講，我自己也常常叫外賣啊！在這麼多的外食單選項中，你要如何下單，你都買什麼？當你一心只想要圖方便，所以買一碗牛肉麵或一個滷肉飯的時候，你就丟掉了飲食均衡了。要記好，為了飲食均衡，我們就要丟掉「因為圖方便」的想法，「方便」這件事情是因為你懶，懶得想吃什麼，而不是因為你沒有選擇！

所以你現在知道了，你的問題就是在「圖方便」。我自己也很喜歡方便，但是當我打開 ubereats 選餐廳的時候，一定有一些選項叫做「健康舒肥便當」，你就是要挑這種便當，因為它有

蛋白質、有青菜，有主食，低鹽或無鹽，再另外買一份水果。

記得：**<u>不要吃鹹，不要吃鹹，不要吃鹹，很重要所以講三遍！</u>**

給大家看看我的訂單：打開 ubereat，這麼多餐廳，我就慢慢滑……

好，首先是肉骨茶。想一下有沒有蛋白質？有。

有沒有青菜？有。有沒有主食？有。

有沒有差不多是各四分之一、四分之一的比例？

有，應該可以點。

可是它鹹不鹹？鹹！好，跳過，不點，

再來看看銷魂鵝肉飯，有蛋，有青菜、有主食，很好，會不會太鹹？鵝肉本身還好，鹹的是沾醬，那我們就只沾一點點，這樣就一餐了。外食族常會覺得「我沒辦法呀」，為什麼？點個鵝肉飯有很難嗎？

再來另一餐，我選一個日式壽喜燒丼或個人養生鍋，大家可以數一數裡頭有多少東西：高麗菜、金針菇、香菇、洋蔥、牛肉、豆腐、蒟蒻絲、番茄，再附上一碗飯，這樣一鍋就大概有將近十樣的東西。一天三餐，吃的東西盡量不要重複，真的不像大家想像的那麼難啦。

當你點完餐要結帳送出之前，再檢查看你的蛋白質、你的青菜、你的主食，是不是原則上都是四分之一的量，大概計算一

下，不用百分之百精準到拿秤去量，只要把握這樣飲食均衡的原則，你就可以慢慢把身體的狀態調整好。因為人的內臟運作需要靠不同的營養，如果你永遠只有主食，久了主食就會累積成脂肪肝，影響葡萄糖上腦最糟的就是年紀大了之後容易得阿茲海默症；如果你還年輕，你可能會靈感很多，但思想過於跳躍，想事情的時候沒有辦法穩定去完成你要做的事情跟你要寫的東西。

所以，不要因為圖方便、求簡單、怕麻煩，就隨便今天點個滷肉飯、明天又是滷肉飯，你吃到的永遠只有肥肉跟米飯，最後把自己變成一碗滷肉飯！

☆ 柴姐的飲食心法 ☆

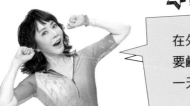

在外送平台點餐只要用心檢視一下，掌握「不要鹹」，青菜、主食、食材多樣化，一天三餐盡量不要重複，也能達到飲食均衡。

飲食四分法
搞懂你在吃什麼

不需要秤斤論兩，

柴姐教你用一只飯碗加上簡單的飲食分配法，

三餐均衡 So easy！

STAR！

剛剛教大家點 Ubereats 的時候，是不是反覆提醒你去檢查蛋白質、青菜、主食有沒有差不多四分之一、四分之一？為什麼要一直強調「四分之一」？這就是飲食四分法。

我們每天攝取的食物可以分成四大類：蛋白質、青菜、主食（澱粉）跟水果，飲食均衡的四分法，就是每餐中四大類食物的份量，各佔四分之一。但是你一定沒有辦法仔細去評估，是不是每個種類都是四分之一，像是營養師的那種計算方法：什麼 2 顆葡萄、4 克開心果……誰會有空拿秤來秤，所以最好的方法是用家裡吃飯的碗。

用碗計算超簡單，拍照檢視每一餐

記住喔，是平常吃飯的家用飯碗，不是碗公。以我的身材跟體質狀況，我胃口最好的時候是每一種東西都 2 碗：蛋白質 2 碗、青菜 2 碗、水果 2 碗、主食 2 碗，一天三餐，總共吃下 8 碗的份量。如果你是一整天 6 碗的量，那就每一種營養一碗半，差不多就是這樣的量，很好計算。

把這個當作一個基礎，每一種東西就是四分之一就變得容易了？大家可以用自己手指頭的肉當作比例，食指加中指的大小，叫做一份肉，一碗大約是 4 份左右，所以如果你一天吃 2 碗肉，差不多是 8 份肉，那你主食、水果、青菜也都是一天 2 碗，這樣飲食就均衡了！簡不簡單？

你可以用手機拍下每餐吃的東西，看今天的飲食情況，像我今天早餐如果吃了一個蛋、半顆酪梨、一碗水果……，接下來午餐跟晚餐要找我還欠缺的；或是你也可以做一個飲食表，簡單地記錄青菜、水果、主食跟蛋白質的攝取份量。

「飲食四分法」是讓你用一天來結算，檢查你今天吃了什麼？到底有沒有營養均衡？這一餐少吃的，下一頓補回來，很輕鬆easy，就不需要每一餐都緊張兮兮、斤斤計較去計算。

很多人是這樣，覺得上班午休時間，點個牛肉麵快速方便又好

吃，牛肉麵店的老闆如果夠意思，牛肉給你很多，你那一餐的牛肉差不多就是一整天的肉量所需。那是不是你一整天該吃的肉，在那一餐就已經滿了？再加上那一大碗麵，也差不多是我們一般飯碗的 2 碗了。好了，這麼一碗牛肉麵，已經是我一整天蛋白質跟主食的量，可是你吃完這一餐，就不會吃晚餐了嗎？所以如果你中午再想說：好懶喔，隨便買碗牛肉麵、買個飯糰就解決吧，這一個飯糰一碗麵，你今天的主食很可能就過量了？

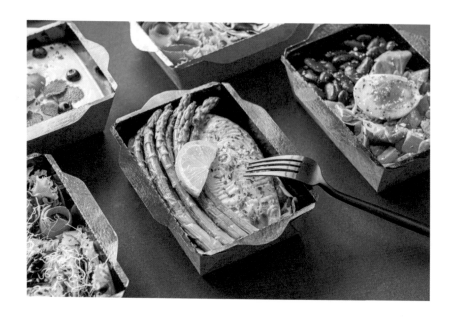

改變飲食順序，從蛋白質吃起

營養均衡是瘦身過程中最重要的一個關鍵，卻也是最難做到的，很多人減肥就敗在懶、圖方便、還有愛吃飯、麵這些澱粉主食，覺得我就是喜歡吃飯呀！沒吃飯就像沒吃飽。我沒有叫你不能吃澱粉，只是不要吃那麼多。

還有，你可以改變一下你的進食順序，比方說中午公司同事大家訂了排骨便當，你先吃排骨，接著吃配菜，最後再吃飯，每一餐都養成從蛋白質開始吃，接著蔬菜、澱粉的習慣，然後盡量把吃肉跟青菜的時間拉長，以女生食量來說，通常吃到飯的時候，已經有飽足感了，就不會把飯全部吃完。

到這裡，我們一直在說的「飲食四分法」，還少了一樣東西對吧？就是水果。有些人辦公到下午覺得累了，需要叫個下午茶補充戰鬥力，這時候你就可以準備 2 ～ 3 種水果當作點心，取代零食、甜點、蛋糕，既能幫助你完成「飲食四分法」，還可以減少精緻食物攝取的機會，是不是很讚？

最後再補充一點，現在有越來越多人喜歡喝酒，酒在「飲食四分法」當中哪一類知道嗎？酒算主食。

不要意外，像啤酒、威士忌是大麥釀造、清酒是米做的，它們是醣分、碳水，所以都算主食；紅酒、白酒是葡萄釀造，就算

在水果類。如果你喜歡喝酒,那你應該主食要少攝取一點,把你的主食留給酒。但還是要建議大家,飲酒要適量,過量是會有害健康跟體態喔!

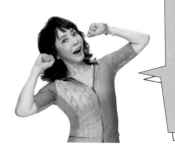

☆ 柴姐的飲食心法 ☆

1. 飲食四分法,把飯碗當基礎,青菜、主食、蛋白質和水果,每一種佔每餐或者每天總進食的四分之一。
2. 手機拍下每一餐,善用圖片幫助你了解自己每餐吃了什麼,才能依照比例調整。
3. 下午茶點心用水果取代零食,別忘了酒也得算進主食份量中。

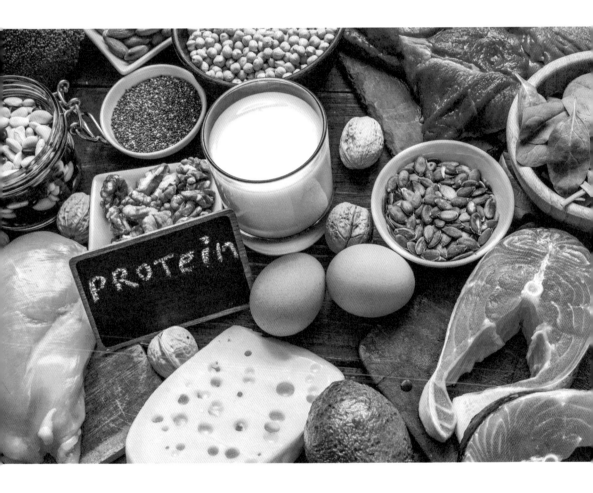

CH2-3
犯規的東西不要吃
要有決心不破戒

加工食品容易造成身體發炎，

不僅容易造成水腫肥胖，更有害健康，

唯有盡量吃原型食物，

才能達到健康瘦的目標。

STAR！

「飲食四分法」第二個原則是<u>拒絕加工食品</u>，因為加工食品正是會造成你身體發炎，容易感到疲倦、生病的元兇之一。你以為自己常常鼻塞、流鼻水、眼睛癢是因為過敏，或是容易感冒、腸胃不適，甚至有糖尿病、心血管疾病這些病症，其實都可能是身體正在慢性發炎。所以不好代謝的加工食品絕對要少吃，盡可能不要吃！

那要怎麼判斷哪些食物屬於加工食品呢？很簡單，<u>只要看不出來食物原型就是加工食品</u>。早餐的香腸、熱狗、肉鬆，火鍋的

魚餃、蛋餃、貢丸、甜不辣，我知道這些東西都好好吃喔，但它們都不是肉的原型，都是加工食品，所以不、要、吃！

那吐司麵包算不算加工食品？當然算啊！因為吐司麵包有加了雞蛋、牛奶、糖，有時候裡面還會放各式各樣的配料例如紅豆、葡萄乾，這些你看不出麵粉原來形狀的麵包、蛋糕，都很容易過鹹或過甜，拖慢你的身體代謝。如果大家真的想吃麵包，就吃法國麵包，所有麵包只有法國麵包最接近原型，因為他是整坨麵糰進去烤。所以你看為什麼全世界法國人最瘦？以服裝來講，一般的衣服尺碼都是 S、M、L、XL，小一點還有 XS，但是只有法國人有最小號（peti）。

調味料少吃一些，帶氧食物多吃一點

我之前去上海工作，前 3 個月關在飯店裡寫劇本，沒有時間跟精力到處找飯吃，剛好出飯店右轉就一間海底撈，我就每天點一鍋白水鍋，輪流變換不同種類的青菜跟肉類。我跟老闆說「丸子不要，魚板不要，請你換青菜給我。」這是我吃火鍋的台詞。

「服務員，醬料我只要醋跟薑末，香菜一點點。」沙茶醬 NO！腐乳醬 NO！辣椒醬不要！花生醬不要！醬油不要！因為太鹹。我們每天吸取的鈉只要 6 克，很多食物它本身就有鈉了，所以我們要

減肥的時候，你只要少少的鹽巴就可以了。吃火鍋跟水餃的時候，盡量放醋調味，就不要再加醬油了。

說到水餃，水餃在我們的飲食四大類裡算哪一類知道嗎？它是主食。它跟麵、飯、饅頭、包子一樣，都是主食類。還有一些大家容易誤會，以為它是蔬菜的，像是：玉米、菱角、蓮藕、栗子、番薯、南瓜、芋頭……這些都是屬於帶氧量高的 B 群主食，比較沒有那麼多的醣分，大家選擇主食的時候，可以攝取多一點 B 群主食來增強活力，取代白麵、白飯、包子這一類的醣分主食。

但如果你今天一整天排滿了會議，就可以選擇含醣主食，搭配含鈣的蛋白質，因為含醣主食可以讓你開會時有足夠的葡萄糖供應腦部活動，含鈣蛋白質可以讓體力比較穩定。

水餃很方便，雖然有皮有肉，但它被歸類在主食，因為它的外皮是麵粉，但水餃之所以很肥，最大的關鍵其實不是外皮的問題，而是為了讓內餡凝結，有時候會放太白粉，有的人會放鹽，所以水餃比較鹹，吃多了容易水腫，任何有內餡的食物，當它鹽分比較高的時候，就容易導致水腫。

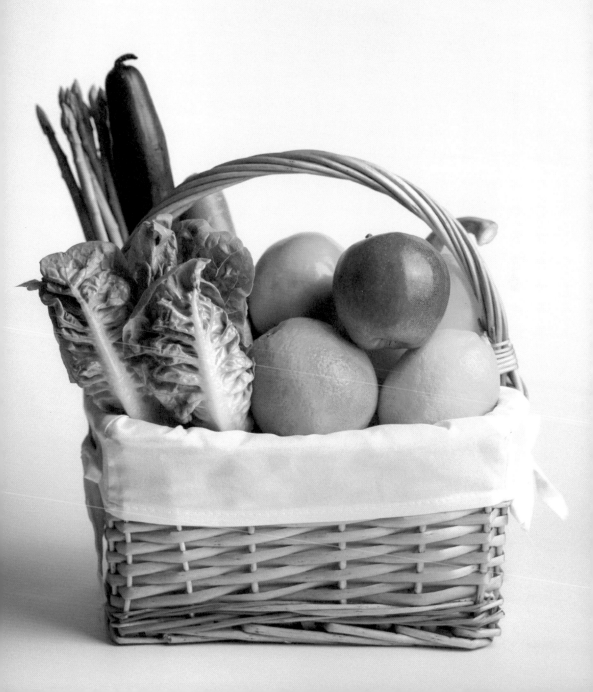

告別水泡泡的身材，重新做個緊實的人

為什麼一開始我們就說不要吃鹹、不要吃鹹、不要吃鹹，重要到要講三次，就是因為鹹的反應會導致人的新陳代謝變慢，容易引起水腫，因為你的血管裡面都是鈉，流量就會變慢、阻塞。在這樣的情況下，就算你的體重不重，你人看起來就是腫腫的、泡泡的。這就不符合我們要追求的「視覺上的瘦」，我們要追求的是體重重沒關係，但是你要視覺瘦。

大家現在覺得我看起來很瘦，其實我的體重將近 50 公斤，這跟某一個矮小的肉肉女生其實是一樣體重。大家想想看，我們今天去菜市場買菜，重量一樣的五花肉跟瘦肉，五花肉看起來一定比較大坨，瘦肉看起來份量會比較小，所以我們當然要選擇做一個有重量、但是是緊實的人啊！緊實的第一件事情就是要去水腫啊！

身體肌肉的組成是蛋白質、血液跟百分之七十的水，很多人因為長期經脈累積阻塞，加上血液循環不良、代謝慢，整過人看起來就泡泡的，所以去水腫的第一件事情就是不要吃鹹、不要吃加工食品，第二件事還是要回到滾筒，把身體那些皺皺的、泡泡的地方燙平啊。

有人問我，那些火鍋餃類真的很好吃，可以加減吃嗎？這麼說吧，如果你有決心要跟著這本書的方式瘦下來，你就不要這樣

想，當你有這個「加減吃」的思緒跑出來，你就會覺得什麼都可以加減吃一下：吃火鍋的時候加減吃一下，吃燒臘飯的時候也加減吃一下，早餐加減吃一下、天天都在加減吃一下……。

給自己 3 ～ 6 個月，在這 3 ～ 6 個月下定決心，等到身體調整到穩定以後，你就可以吃什麼都不至於會太離譜的胖。假設你以前的身體是一個桶子，你每天都往裡頭丟垃圾，這個桶子就是臭的；但是現在你把這個桶子清乾淨了，偶爾你丟一個貢丸或蛋餃魚餃進去，這個桶子原則上還是乾淨的。

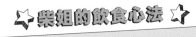

☆ 柴姐的飲食心法 ☆

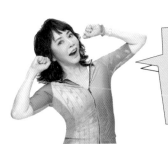

向火鍋餃類和醬料調味說不！
添加物調味料少一點，水腫肥胖少一些；
帶氧食物多一點，精神活力多一些。

CH2-4
三餐定時定量
擺脫焦慮飲食的惡性循環

用甜點和油炸等食物解除焦慮，

只會陷入愈來愈焦慮的惡性無限迴圈中；

不妨試試從改變飲食習慣開始，

你會發現這才是解決焦慮的王道。

STAR！

現在你了解什麼是「飲食四分法」，也知道犯規的東西像是加工食品不要吃，接下來還有一個重要的飲食原則要把握，那就是：**三餐定時定量。**

為什麼我們要吃三餐？不見得是因為我們真的肚子餓，而是因為我們的腦子需要葡萄糖，葡萄糖對腦部功能的正常運作非常地重要，人體對葡萄糖的分解必須經過 23 道程序，你吃進去一個半小時之後，它才可以分解上腦，所以三餐定時定量的意義在於，你要讓身體跟荷爾蒙的腺體穩定，如果你每天都能定

時供應身體葡萄糖，腦子就不容易產生一種血糖忽高忽低的飢餓感。

假設我們的身體是一個小宇宙，我該提供東西給它的時候，我就提供給它，這樣它就會發現這個世界沒有鬧饑荒，它就會很穩定地運作；所以如果你是早上 9 點半吃早餐，但工作一忙，到晚上 9 點才吃第二餐飯的時候，這中間就隔太久了，葡萄糖對腦的供應不足，就會產生焦慮和飢餓感。

如果你每天都能做到營養均衡、定時定量，你的身體就像一個拿著鐵飯碗的公務員，不管景氣好壞，你的薪水都不會受到影響，就能好好規劃每月支出，也就是你對身體發出這樣的訊息：「我已經吃得營養均衡，而且定時定量固定供給，所以你吸收之後，也要開始加速代謝，讓身體排毒快一點喔！」

吃錯食物只會讓你更焦慮

講到焦慮，有些想要去除焦慮感的人，會比較喜歡吃油炸食物；喜歡有幸福感的人，他會喜歡吃甜食。所以你看很多小女生談戀愛喜歡吃甜點，或是跟幾個好朋友去下午茶吃蛋糕，通常就是那種戀愛體質的少女們，會比較喜歡吃甜點。

相對的，工作比較焦慮的人，他們會覺得吃到油炸食物感覺比

較舒服，例如：有些寫劇本的人，特別喜歡鹹酥雞，沒有靈感就點一份鹹酥雞來吃，心情就會爽到爆。我以前在工作中的焦慮感很強，所以我就會覺得油炸的東西特別好吃。像是泰國菜裡的招牌——椒麻雞，真的是又香又好吃，有陣子幾乎是天天都要點這道菜才會滿足。

後來我開始慢慢調整飲食跟生活，把焦慮感拿掉之後就會發現，下次再去吃椒麻雞，就沒有那麼好吃了！你說焦慮感拿掉是因為工作比較不焦慮？還是飲食改變？其實他們互為因果。也許你不能夠輕易改變自己的工作，那你就只好改變自己的飲食，看看究竟是工作引起的焦慮感？還是飲食讓你更焦慮。

你可能覺得有點意外，吃椒麻雞會讓你更焦慮？對！因為剛剛我們說的，劇本寫不出來，就點一份來吃，這種行為就是假象地去除焦慮感。再舉一個例子，你有看過香菸跟人之間的關係嗎？比方你現在在開會，開到一半你說：「好焦慮喔，好想要抽根菸。」對吧！這種你想不出來、你開會有壓力，所以你就想要釋放、認為點起一根菸做一個吞吐的動作，你就覺得焦慮感被釋放了，是吧？

均衡飲食、定時定量才是焦慮的解方

如果你這麼想，你就把香菸跟焦慮感劃成等號了，跟把椒麻雞

和焦慮感連結在一起的意思是一樣的。你不焦慮的時候就不會想到香菸、椒麻雞，因此你在抽菸、吃椒麻雞的時候，就等於你在焦慮啊！你今天非得吃鹹酥雞，吃完以後才會覺得好舒服，但我們要追求的是「本來就很舒服」，而不是吃完椒麻雞才覺得舒服；那要怎麼追求「本來就很舒服」，答案就回到原點：飲食均衡、三餐定時定量。

你說「柴姐，這些東西都太好吃了，要戒除很難！」，或是要鬧脾氣：「不吃這個，那我活著還有什麼意義？」那我今天就是要把飲食的道理跟原理講給你聽，讓你把這些道理跟原理弄明白了，你自然就會知道那些叫你不要吃的東西，為什麼不要吃。

我以前也是這樣啊，叫我不要吃這個、不要吃那個，叫我早睡早起、不要抽菸，我會覺得為什麼我要這麼做？後來生病了轉念，才明白人家要我這樣做是有理由的。人都是要等到生病之後，才會曉得你過去不正確的飲食跟作息，對自己的身體造成多大的負擔，讓身體一步步走向不健康，然後非得等到醫生判定可能身體發炎、或是不治之症的時候，才願意回頭。

我用自己的經驗跟大家分享，加上現在的年輕人資訊性都很強，而且比我們這一輩的人愛漂亮，所以我相信大家聽了我的話，知道了為什麼，就會很願意跟著我這樣做，對吧？

沒事多喝水

但水該怎麼喝？

很多人說，

睡前不要喝水，

水喝太多會導致水腫。

現在我們就來聊聊喝水和水腫有沒有關係。

STAR！

你可以做一個實驗，試試看今天一整天都不要吃很鹹的東西，看看第二天會不會水腫。會導致水腫的幾個原因：第一吃太鹹，第二是活動量不足，第三是晚睡，如果這三件事情你都有的話，你當然就比其他人容易水腫。所以如果你今天沒有太晚睡，你也沒有吃鹹，然後活動量夠，你看你明天會不會水腫？我相信是不會的。

我有一些喜歡重口味、飲食習慣吃很鹹的朋友，包括以前的我自己，眼睛周圍經常都是腫的。因為看起來水腫，所以更加不

敢喝水，形成代謝更慢；後來我跟大家說試著不要吃鹹看看，結果每個人眼睛都變大了！因為當你水腫的時候眼皮就擠在一起，不吃鹹消除了水腫，眼睛就變大了，所以你吃鹹跟不吃鹹，長相真的會不一樣。

因此，對於很多人認為「水喝多了會水腫」的觀念，我想告訴你：水腫的兇手是鹽巴，不是水。因為你吃太鹹代謝不掉，才會變成水腫。

喝水像跑馬拉松，千萬別一口乾了它！

每個人一天所需的水量，是你的體重公斤數乘以 33，這是最基本的。例如：體重 50 公斤的人，一天至少要喝到 1650C.C. 的水；夏天因為容易流汗，或是今天你有比較多的運動量，就建議喝到體重乘以 50 的水量。你可以幫自己設一個最低跟一個稍微高一點的門檻，比方說我現在的體重是 47 公斤，夏天我就讓自己每天都喝到 2350C.C.；如果今天天氣一般、沒有太熱，或是沒有太大的活動量，那至少要喝到 1550C.C.。因為人體肌肉有 70% 是水，想要你的肌肉緊實，你就必需要喝水，沒有水怎麼形成肌肉呢？至於水腫，那是因為你的體內阻塞導致於皮肉腫起來，不要以為它是肌肉。

所以回到一開始的問題，晚上可不可以喝水？我鼓勵大家，晚

上 7、8 點就把一天該喝的水量喝完，再留個 200 ～ 300C.C. 的水在睡前喝，不用多，但一定要喝。尤其是年紀大的人，如果睡覺前你沒有喝水，比較有中風的風險，因為水會提供給血液，水在血管內像條河流貫穿你全身，如果你的血管因為長期吃鹹、代謝變慢導致阻塞，而你又不喝水，當然就很容易有中風的風險。隔天早上起床，也要適當補充水分。

那水該怎麼喝呢？有人說「我早上起床都先喝 500C.C.」，然後一口氣灌完它；或是覺得很口渴，就咕嚕咕嚕喝掉 500C.C.，這是錯誤的方式。請你記住一件事：喝水一定不要用灌的，請你一口一口慢慢喝，中醫師說水喝太快肝火會越澆越旺，有些人口渴的時候其實是上火了，這時候水喝太快並不是把火澆熄，相反的是越澆越旺。最好的喝水方式，是要伴隨著你的口水一起喝，有沒有留意過運動員喝水的方式？尤其是你看跑馬拉松的人，他們在補給站補充水分，永遠是含一口水在嘴裡漱一漱，再和著口水慢慢吞下去，這才是正確的喝水方法。

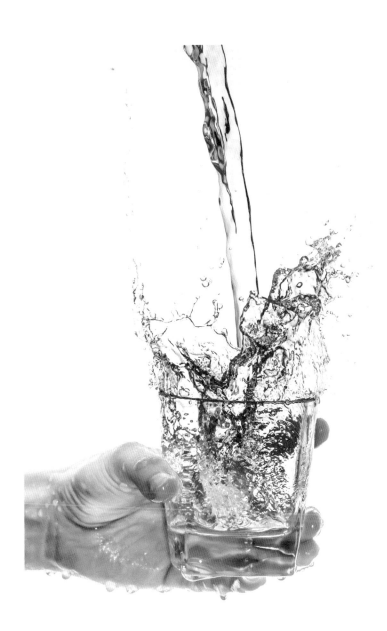

有意識的喝水，還有！善用你的口水

我很鼓勵大家，喝水的時候要有意識，除了慢慢喝，你要知道你喝的水是供應給心臟。因為我們整晚睡覺都平躺著，心臟活動力比較弱，早上起來希望活動力好一點，我都會慢慢喝水，讓自己跟心臟對話，告訴心臟水是給它的，要幫它開啟一天的運作。如果你用灌水的方式喝掉 500C.C.，那就是很粗暴地跟身體說「你給我起床！」的意思，這樣的喝水方法不理想。如果你個性很急，一定要咕嚕咕嚕地快喝，請你一次不要超過200C.C.。

有的人早上喝水是要喚醒腸胃，我要提醒腸胃不好的人，早上不要喝完水就接著吃早餐，因為如此一來，胃酸會沒有辦法決定如何分泌，該分泌多還是少？我就是屬於這一種，早上喝太多水，我的胃就會變成是空腹的情況下得到一樣東西，它就以為是食物來了，於是開始分泌胃酸，等到真的食物來的時候，胃酸分泌過多，結果就是胃痛。

吃飯的時候盡量不要喝水、不要喝飲料，要喝湯就在很前面或後面喝，不建議跟吃飯一起。因為你想邊吃飯邊喝湯，通常是因為口很乾、食物很乾吞不下去，這樣的狀況你更要好好咀嚼食物，在口中把食物咬個 30 ～ 50 下，配著口水的酵素一起吞下去。最好的益生菌就是自己的口水。細嚼慢嚥的目的不是把食物打碎所以好消化，是因為有口水，它才好消化。

還有，水才是水，咖啡跟茶、果汁都不是水，咖啡跟茶是利尿的，你喝了咖啡就要多喝 1.5 倍的水補回來；果汁是水果，建議大家喝果汁不如直接吃水果，攝取它的維生素跟纖維。

再提醒一次，早上起床容易口乾舌燥的人，表示你肝火旺，肝火旺的人切記不能大口大口喝水，你以為喝水可以讓你解渴，其實幫你解渴的是你自己的口水，是你的酵素跟免疫力在幫助你。很多人生病的時候比較沒有口水，有些臥床的病人甚至都要家人用棉花棒沾溼他們的嘴唇，就是因為很多病人都是不容易分泌口水的。

接下來的 Tips，我要教大家如何「練」口水：把口水練出來，讓你去肝火、提升免疫力。

如何練口水

時間

早上起床或睡覺前,任何時候你想練都可以練。當然不要在吃飯的時候練,以免嗆到。

方法 1　叩齒

你可以決定要扣前齒還是後牙齦,方法很簡單,就是把牙齒上下扣,至少 49 下。你會發現叩齒的過程中,口水會慢慢跑出來,不要急著吞下去,要含在口腔中;萬一還不夠,就再扣 49 下。把這些練出來的口水,含在你的嘴巴裡,讓它溫熱一下之後,漱一漱再分 7 口吞到丹田。吞到最後你會發現丹田有點熱熱的,這就叫做「火燒肚臍連」,是養生最好的方法,因為你的消化系統、你的腸胃有了最好的酵素,還可以去肝火。

方法 2　舌頭繞牙齦

如果你覺得自己叩齒生成的的口水不夠多,你可以閉上嘴巴,用舌頭繞著牙齦畫圈,先順時鐘 49 下、再逆時鐘 49 下,口水很快就會跑出來。一樣先含在口腔內一點時間讓它溫熱,熱了以後漱漱漱漱漱,漱好之後再分 7 口吞到你的丹田。

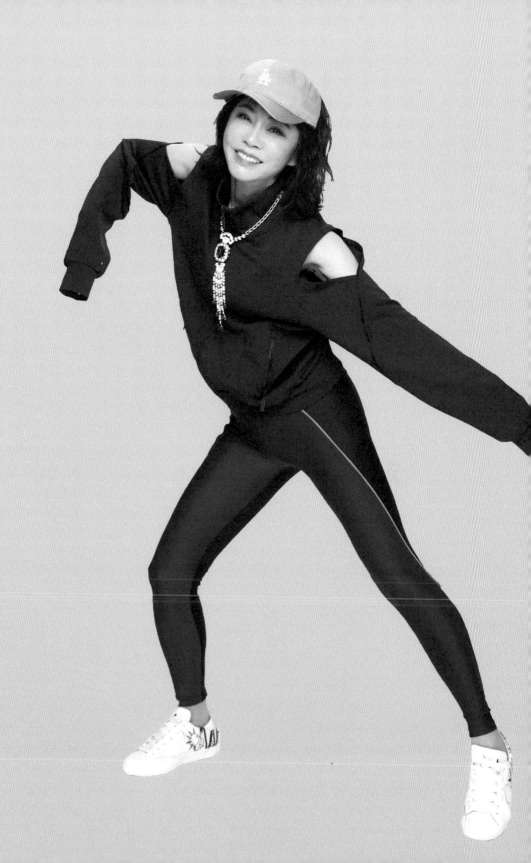

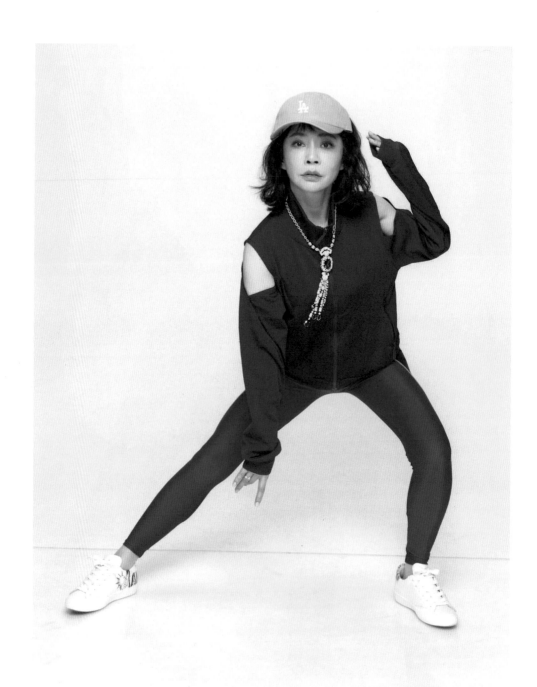

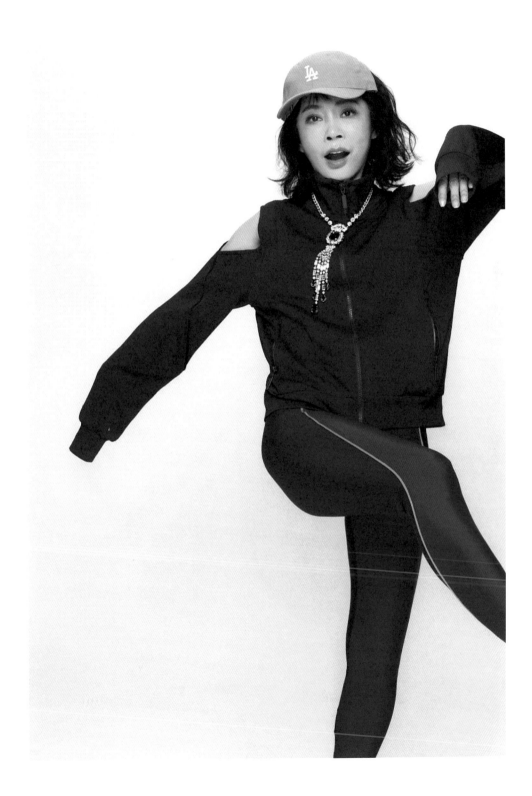

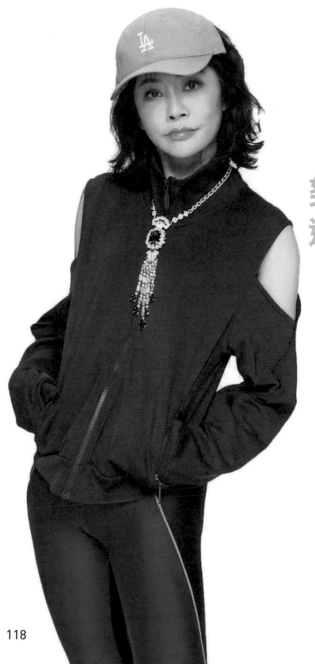

CHAPTER 3

|故|事|

努力爬上「健康」這座高峰

歷經多年熬夜、胡吃亂喝、
壓力的累積⋯⋯
我得到把藥當飯吃，
全身到處都是病的惡果
跌落低谷的我，嘗百草試百方
仍然一步步地想爬回健康之路

眼前的肥不是肥

一直以為自己年輕時是嬰兒肥，

年紀再大一點就是人稱的中年發福，

其實，我真正的問題在水腫，

但我自己都不知道。

STAR！

我真的沒有想過有一天，出書不是跟大家分享我的職業生涯，怎麼做節目、怎麼拍戲、或是怎麼把藝人捧紅，而是在這裡告訴大家健康有多重要，你要怎麼做才能好好照顧自己的身體。

但還是要講一些我自己的血淚史，對吧！年輕的時候，我都以為自己是嬰兒肥，後來變成中年發福，其實，那個時候的我都是水腫，但我自己都不知道。

回到我還沒有生病之前。我們剛出來工作的時候，是不是都以

「今天要如何盡全力把事情做好」當作最高指導原則？做好了以後，通常給自己的第一個獎勵就是：我要好好慰勞我自己，我要跟同事、朋友去好好大吃一頓！這時候你就會不由自主地去吃一些讓你可以覺得「很爽」的食物。

我在影劇圈，每天面對的就是長時間的工作和開不完的會。早期做綜藝節目像《鑽石舞台》、《超級星期天》，都是每週日晚上播出，所以我們每個禮拜都必須在很快的時間之內把內容產出，錄製完成、播出給觀眾看。這些事，一年 52 個星期都在進行，過年前更可怕，要錄存檔，幾乎是沒有停過的。

這樣的情況下，其實多數時間我們都是用腎上腺素在工作。什麼叫「用腎上腺素工作」呢？因為我們都是在高亢奮的狀態裡面，每天給自己呼口號：「我可以完成它！」今天不管你生病了，體力不堪負荷了，還是你身體裡面沒有足夠的能力，或是你創意不足……等等，任何情況，我們都很習慣強迫自己去完成工作。

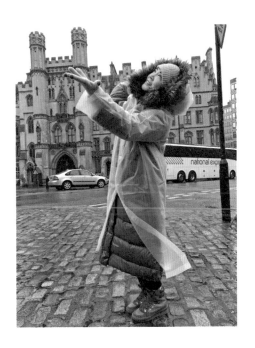

大吃大喝！我就紓壓解脫了？

假設你今天走到一座森林裡，被一頭獅子追，追到前面是一個山崖，你不是跳下去就是被獅子吃掉，這時候你為了求生，就會激發腎上腺素，讓你竟然可以一躍就跳到山崖的對面。腎上腺素本來應該是在應付這種緊急的情況，但像我處在高壓力的工作環境中，每個禮拜錄影，甚至每一天開會、討論、寫腳本，都是在用腎上腺素工作。一但身體一直處在高壓狀態，你會如何釋壓呢？多數人會選擇兩種方式：不是大吃一頓，就是大喝一頓。

我們總是會有個錯覺，覺得今天去吃完一頓很爽的餐，就會得到解脫。有些人說：我喝酒就會放鬆，就跑去喝酒。放鬆之後就覺得壓力被釋放掉了，這是多數人的狀態。

為什麼大吃一頓可以讓你覺得壓力釋放？因為通常會選擇大吃一頓的人，十個裡面有九個不會選擇清淡飲食。對吧？你都要大吃了，會選水煮雞胸肉嗎？我相信你一定是選油炸類，比方鹹酥雞、椒麻雞，甜不辣；再不然，就是重口味的麻辣鍋。

像我以前，不但要吃麻辣鍋，還要喝麻辣湯，吃飽之後再去挖兩球冰淇淋！因為麻辣鍋極度的刺激跟爽感，把我的感受拉到一個亢奮的狀態；如果沒有這一些油炸的或重鹹的東西，就沒有辦法喚起我們的相對味覺。

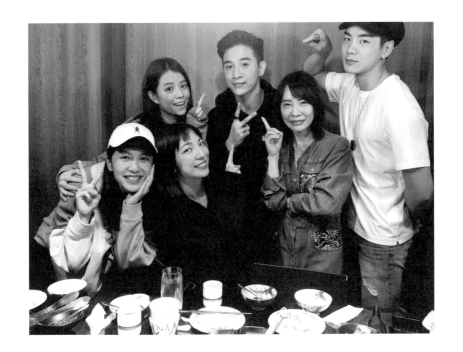

從鴨血幫幫主變身滾筒教主

那個時期，只要錄完影的當週，我肯定是麻辣鍋、而且要喝湯，一結束工作不囉唆，東西收一收就前進各大麻辣火鍋店，最誇張的狀況是一個禮拜吃 3、4 次都有可能。每次去到麻辣火鍋店，老闆都叫我們是「鴨血幫」，看到我和同事出現，就會說「鴨血幫幫主」來了，那時候覺得很有趣，還會以「鴨血幫幫主」這個封號自豪。

後來回頭去看我以前的照片，發現眼睛是腫的、臉也是腫的，五官看不太清楚，但我一直以為我是天生的嬰兒肥，怪我父母把我生得五官不夠深邃，不上相，或是安慰自己中年以後發福是正常的……但是每個人碰到我的都會說：「你本人怎麼這麼瘦！可是你上鏡頭不瘦啊！」

一直到我現在用了這些方法：接觸滾筒、調整飲食，我才知道我根本不是上不上相的問題，而是因為我攝取了過多的鹽分！以及我身體失序，導致賀爾蒙不正常，以致於身體會水腫。

所以大家，你們要很清楚明白：你是屬於水腫還是真的肥胖？我所看到很多人其實都是水腫。那要怎麼分辨水腫還是肥胖呢？最簡單的方法就是，你用手指去壓你的手或腳，壓到的部位，如果肉是凹凹的、不會彈起來，那這個就是水腫；如果你是真的水腫，通常在早上起床喝完一杯黑咖啡以後，你的眼皮

跟臉就可以消腫。

在這本書裡，我介紹給大家的滾筒運動跟飲食調理法，第一件事情絕對是幫你去水腫，先去水腫來再去檢視你是不是肥胖。當年我和同事還因為「鴨血幫」這個封號洋洋得意，根本沒感覺「鴨血幫幫主」其實就是等於──水腫月亮臉，我們完全沒有自覺。

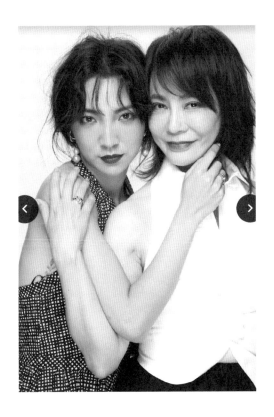

聽聽身體的呼喚吧！

如果麻辣鍋已經陪伴你 10 年，它肯定是你喜愛的食物，你不會隨便放棄它。直到有一天你隨著歲月增長，生病了、免疫力失調了，你才會覺醒。我某一次吃完麻辣鍋之後，整整拉了肚子 3 天，還跑去醫院吊點滴；但當時我覺得這一點都不是麻辣鍋的錯，一定是我自己的免疫力下降，還想幫麻辣鍋說話！

其實我們的身體本來就不適合吃太刺激的食物，可能我那天吃到不乾淨的食材，那陣子剛好都晚睡了，身體狀況不好了，最後整個發起來。從那天之後，我的腸胃只要吃到辣的東西，就會變得很敏感，它告訴我：「不太能夠再負擔了。」

當你的身體沒有能力負擔的時候，再香再辣的食物要進來，你就是沒有辦法再吃了。為什麼年紀大的人飲食都比較清淡？不見得是他們自己想要吃清淡喔！而是他們不得不吃清淡，因為不夠清淡的食物進到他們身體，他們負荷不了。

身體就像一台車，如果你是年輕的身體，一開始你有本錢可以肆意揮霍，這台車你每天加速、加油門，橫衝直撞也不保養，也不打蠟維修，你絕對會比別人壞得快。我就是屬於 50 歲之前，長期地肆意揮霍身體，怎麼樣任性怎麼做的體質，後來吃虧的就是我自己。

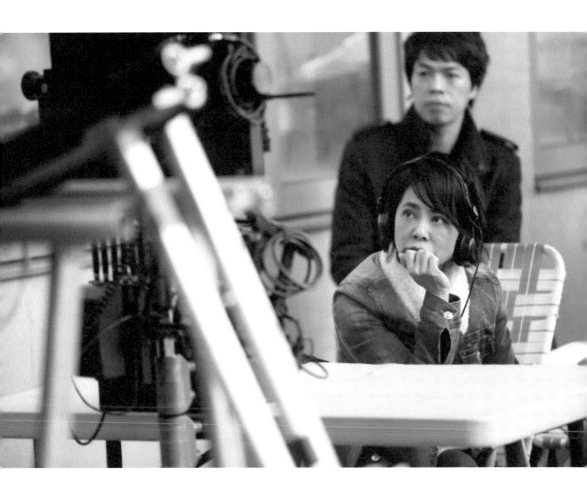

那些年
我所吃的安眠藥

白天處理公司行政事務，晚上在家寫劇本，

二十多年前我就過著斜槓的人生，

過著吃安眠藥才能入睡的生活，

讓身體陷入了危機。

STAR！

認識我的人都知道，我的個性向來不會輕言放棄，我有一個信念：「40歲之前敢作敢為，40歲後對之前所做的一切不後悔。」所以有一段時間，我的生活呢，每天都好像在打怪闖關，沒有什麼事情可以阻擋我前進。

現在大家常說的「斜槓」人生，其實我二十多年前我就已經過著這樣的生活啦！我是經紀公司老闆，同時也是戲劇製作人、編劇、導演，我的朋友常說我骨子裡根本是個男人，因為我很喜歡不同領域的挑戰，這樣才能激起我的鬥志；我很不喜歡同

樣的生活一直重複，一旦這個工作讓我覺得無聊，我就會選擇
「自我了斷」。

所以我才會做了很久的綜藝節目之後，跑去製作《流星花園》；
拍了十幾年的偶像劇以後跑去拍電影。我在拍《那些年，我們
一起追的女孩》《小時代》《等一個人咖啡》的時候，很忙，
很開心，但也超級無敵累。

日夜顛倒的生活，是從我進入戲劇製作的生涯開始的。以前做
綜藝節目，是每個禮拜的消耗，週而復始，但勞累在錄完影那
天就會結束，吃完麻辣鍋，休息一天，再迎接下一個禮拜。

寫劇本配甜甜圈的戲劇人生

開始戲劇製作之後呢，因為我不是導演，不用天天待在現場，
不用承受那種天天從早到晚拍戲、日曬風吹雨淋的辛苦，但是
我經歷的辛苦跟折磨是另外一種。

那個時候剛好我要開拍一部新戲，有個編劇寫了兩集之後，覺
得我所要求的風格跟調性，他有點寫不來，跟我說請別人寫。
我覺得既然人家寫不來，我也不能勉強人家，如果今天我勉強
他，他寫了也不開心，寫出來的劇本也不會好看，所以我就開
始找其他編劇。

當時我們已經跟演員都簽約了，再過一個月就要開拍，時間很緊迫。在邊找人接手的情況下，我也試著自己寫了一些劇本的分場大綱給導演看，導演跟演員看了也覺得可以，於是那部戲我就先寫了幾集劇本。等到後來我們找到新的編劇，新的編劇又說：「柴姐，可是現在這個風格和調性，我一時之間沒辦法適應，不然請你先再接著寫分場？」於是我又寫了幾集；過了一段時間他們又說：「柴姐，既然你已經寫了分場，就繼續分下去好了，不然我們不知道你要怎麼發展。」

我就這樣莫名其妙從一個老闆、製作人變成那一部戲的編劇。可是我白天又要管公司的行政事務跟業務啊！怎麼辦呢？那陣子我就開始過著白天進公司上班、晚上回家寫劇本的生活。我通常是處理完所有事情、吃完晚餐之後，8、9點開始上電腦桌寫劇本，一邊寫，一邊抽菸，絞盡腦汁想寫出一些引人入勝的劇情。

最常出現的情況是，我專心寫了一、兩個小時以後，開始覺得肚子好餓，一開始，覺得自己真是聰明，剛剛在回家的路上有預感，所以先順手買了6個甜甜圈，反正就算今天晚上吃不完，也可以當成明天的點心。結果，吃完兩個甜甜圈之後，我又回到電腦前面繼續努力，寫著寫著寫到沒靈感的時候怎麼辦？我又停下來，覺得好空虛：「怎麼好像又餓了？」

「我需要補充能源，增加靈感，再去拿個甜甜圈吧！」吃下甜

甜圈後血糖上升：「哇！能源補充完畢，我又可以開始寫劇本了！」寫著寫著又餓了，抬頭一看：「哇，又過了一小時，那就再去拿一個甜甜圈吧！」就這樣不知不覺，我一個晚上就吃光了 6 個甜甜圈。

當一夜好眠也成了奢求

每天晚上寫劇本，經常一寫就是 5、6 個鐘頭，寫到凌晨 3、4 點鐘，明明很累了，腦子卻沒有辦法停下來，因為故事一直在我的腦袋裡發展，可是我又累到流眼淚，好想睡覺喔，那該怎麼辦？

對，就是吃安眠藥，就是從那陣子開始，我開啟了吃安眠藥睡覺的生涯，到拍完那部戲之後，吃安眠藥就成為一個習慣，好像不吃就沒有辦法入睡。那部戲收視、口碑都滿成功的，海外也賣得很好，所以我公司的人就說：「柴姐，你寫的劇本很好笑啊！戲很好看啊！又很受歡迎，不如以後你就自己寫劇本。」從此，這就變成了一個魔咒，之後我又寫了好幾個劇本。

包括後來的《不良笑花》《海派甜心》，那段時間我在寫劇本的時候，就是這種狀態。年輕的時候都覺得自己體力好、可以撐，寫了 4、5 年都是在這樣的狀態下，到最後就發現自己的靈感越來越匱乏、身體越來越無法負擔、脾氣越來越暴躁。

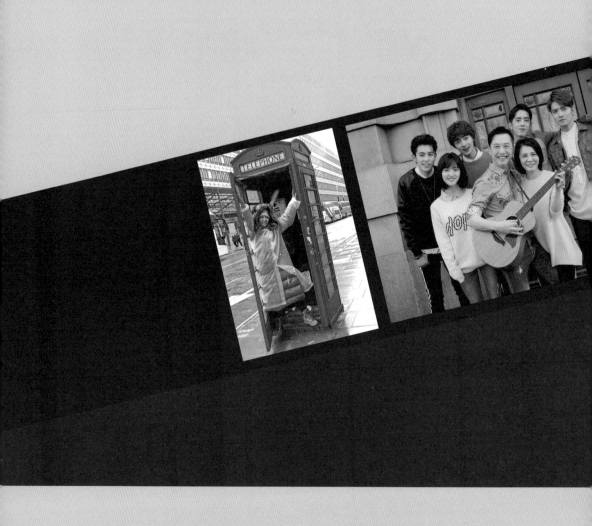

我記得當時寫到《海派甜心》最後兩集的時候，已經完全沒有
辦法再寫下去了，明明是幾句簡單的對白，像是「你今天要去
哪裡」，我寫完刪掉，改成「你今天到底要去哪裡」，再刪掉，
再改……再寫，再推翻，搞到我旗下的編劇最後也受不了。

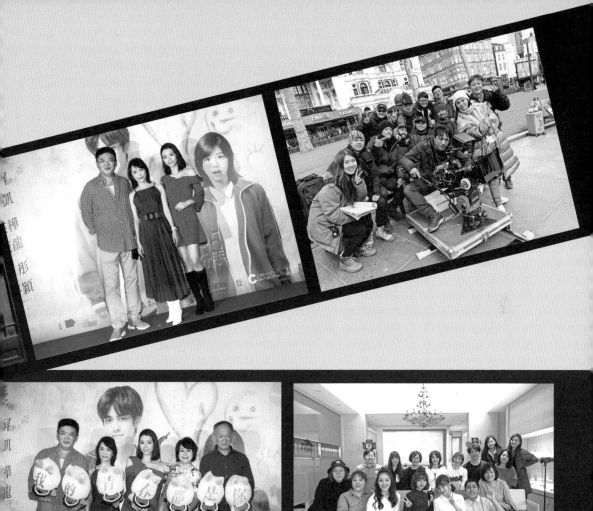

可能是因為長期的熬夜跟吃安眠藥，腦子已經被我自己吃壞掉
了，我連打任何一個字的能力都沒有，只好拜託一個編劇幫我
把最後兩集劇本收尾完成。這時候我才意識到我生病了，所有
的東西都反撲了。

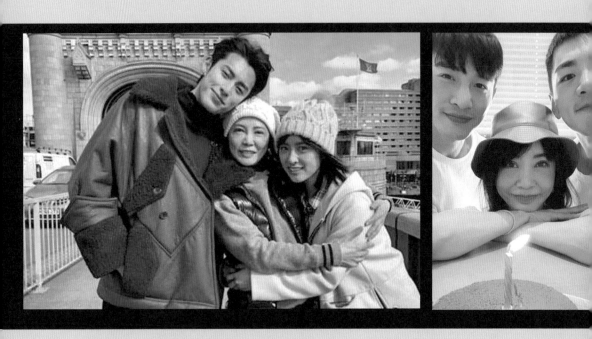

E

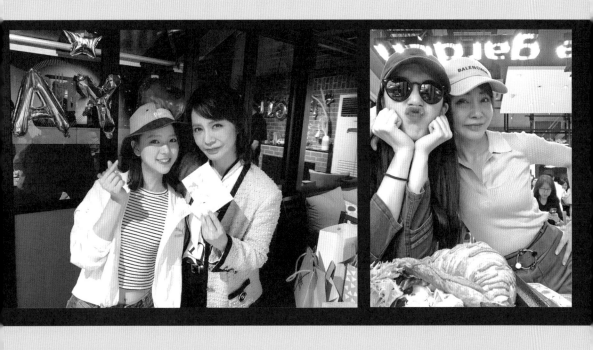

y every day !

身體大反撲

那時我一餐要吃十幾種藥，

症狀和疼痛不見好轉，身體仍然很不舒服。

我甚至想收掉公司，因為沒有健康的身體，

就算再成功賺很多錢，這一切有什麼意義呢？

STAR！

麻辣鍋、椒麻雞、甜甜圈，這些口味重、充滿幸福感的食物，那段時間都是我的最愛。我每天都跟自己說，工作這麼辛苦，一天只能好好吃一頓晚餐，吃完晚餐還要回家繼續加班，為什麼我不好好善待自己？那時候我根本沒有意識到，我以為的善待自己，其實是在摧殘自己！

我的體重一直保持在 45 公斤左右，那時期身體開始出現一些水腫的現象，只是當時的我一直以為這就是所謂的「中年發福」，反正任何人過了 40 歲都會經歷開始變胖的過程，「被

地心引力拉垮身材是不可逆的」，誰過中年還能跟少女時代一樣苗條？這些都很正常，不用管什麼體重增加，就開心大吃吧！

直到我開始有些蕁麻疹冒出來，開始出現一些腸胃的問題像拉肚子、胃食道逆流，加上貧血和有些免疫系統產生的過敏、尿道和膀胱輪流發炎、眼睛也看不到……等等，每一個分開看都是小病小痛，一起發作或輪番出現的時候，只會讓我覺得：為什麼我生病總是好不了？厭世到跟自己說：為什麼我每天眼睛還要睜開？

看醫生吃藥變成日常，活著成了一種煎熬

那時候我看了很多醫生：眼睛不舒服看眼科，胃痛不舒服就看腸胃科，鼻子過敏就看耳鼻喉科，生理期不正常、大量失血去看婦科。看完醫生，我以為我應該會好，朋友跟我說「你的身體需要調理」，我就再去看中醫。那個時候我一個禮拜可能要跑 5 家不同的醫院、看不同的醫生。

看完醫生要幹嘛？當然就是吃藥！每個醫生都說三餐飯後要吃他的藥，每一天，我擺在桌上就有 5 種不同醫生的藥，一種病有 2 ～ 3 種藥，隨便算一算，一餐就得吃十幾種藥，根本不知道該先吃哪一包？我的胃不好，藥吃多了就會胃痛，最後只能

把所有的藥都丟到垃圾桶，一顆都不吃，然後繼續生病著。

那段時間，我的日夜作息完全不對，熬夜寫劇本除了抽菸、吃甜甜圈，有時候還要再配碗綠豆湯，吃完宵夜覺得睏，需要提神就喝蠻牛，喝完蠻牛寫一寫，累了再吃安眠藥睡覺。我很長時間都過著這樣的生活，什麼醫生都看不好、很無助，人生開始失去往前進的力量跟希望。

後來我有一整年時間，完全消失在媒體跟大眾面前，因為當時我一心只想著：「把公司收掉，退出這個行業算了。」因為我覺得，沒有一個健康的身體，就算戲做得再好、再成功、就算我賺很多很多錢，這一切有什麼意義呢？那時候的我，覺得「活著」非常沒有意義。

另一方面，我又覺得既然我是公司老闆，為了負責任，我不能讓別人看出我身上的病痛，因此那一大段時間，我都是處在「活著等於負擔跟痛苦」的心情中，一邊覺得名利與成就感已經無法激勵我，不如趕快結束公司事業；另一邊看到公司同事又猶豫起來：「就這麼任性收掉公司嗎？那這些員工怎麼辦？」就這樣我勉強工作、繼續生病，完全快樂不起來。

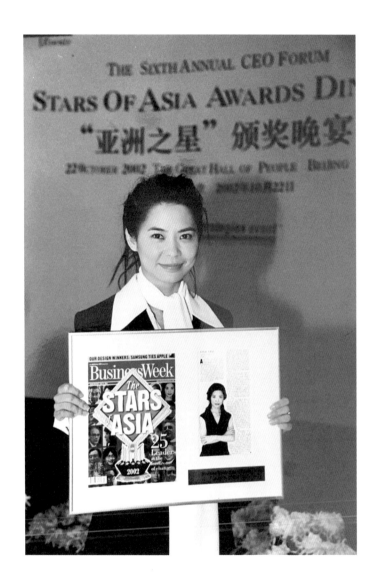

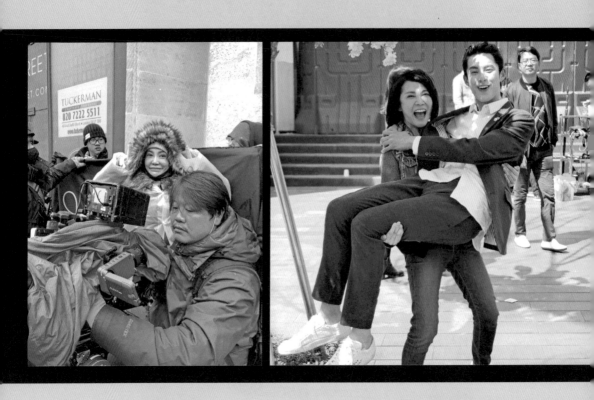

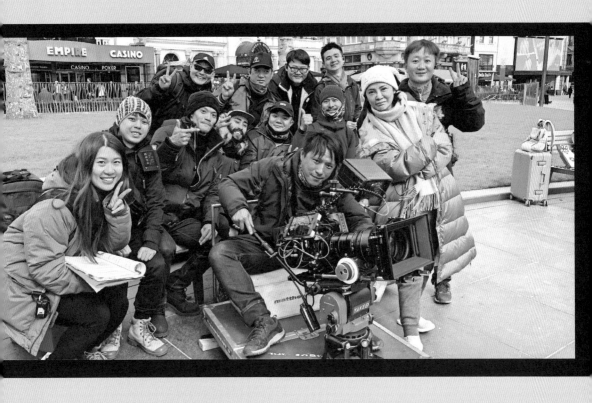

my life .

白米奇小姐來了

我把自己當白老鼠，

花了很長時間嘗試不同的治療調理方式，

而這趟長途的白米奇之旅，

讓我發現飲食習慣的調整搭配滾筒運動，

才是能拯救我的健康最好的方式。

STAR！

人家常說：絕處逢生。在身體健康爛到極致之後，我起了一種想要逆轉它的意念，我開始去做各式各樣的研究，我就像一隻白老鼠，接受各種不同的醫療、理療、食療，而且我每一樣嘗試、每一個治療都會持續滿長一段時間，至少 3 個月以上，除非我第一天走進去那個地方，醫生一開口就是胡說八道，或是他講話的方式我不喜歡。

為什麼我一定會做 3 個月？因為我要從這 3 個月當中，去找出這個治療的結論是什麼？也就是因為那 5 年大多數時間都在治病，但白「老鼠」聽起來很恐怖，所以我就把自己取了一個新名字，叫做：白米奇。那 5 年，就是白米奇小姐的搶救人生大作戰。

從 2015 年慢慢開始，我開始調整作息、調養身體，這個進展的過程是很緩慢的，因為我們有太多自以為是的習慣跟習性要丟掉，所以真的花了滿長一段時間，每 3 ～ 6 個月就變成一隻白老鼠，完成了這個階段，又去進行下一個階段，幾年下來也得出一些精髓。

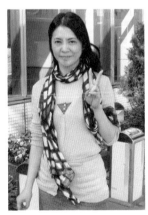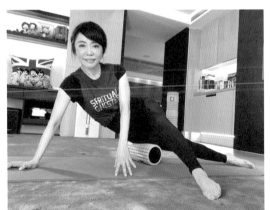

水腫嚴重而不自知的我（左）找到方法重拾健康的我（右）

吃得隨便又懶得動，怎麼會不胖？

這本書就是我所獲得的最簡單、跟最入門的精髓，如果你可以，請你跟我這樣做，我希望可以幫助想變的人可以變瘦，也希望可以幫一些容易腰痠背痛、容易疲倦、免疫力比較不好的人，幫他排毒、消水腫，找回你想要的體態跟健康。

我發現，其實人呢，只要飲食健康一點，就對自己的內在狀態有很大幫助，至少體內不容易累積毒素，不容易有消化性問題，不容易身體發炎，因為撇除基因問題或是你有長期的慢性病，普遍、多數人會生病，都是因為身體發炎而導致，而身體發炎很多都是因為食物所引起。如果你飲食不均衡，活動力又不足，自然就比別人容易肥胖了。

為什麼這本書的一開頭要先講滾筒？因為滾筒是先讓你的身體回到大致正常的狀態。如果你現在 90 公斤，跟我說你好胖，說你要去健身房跑步、運動、打拳擊有氧減肥，你的身體負擔其實是很大的，因為你要扛著 45 公斤的上半身去運動。所以才會建議你先持續使用滾筒 3 個月，讓自己瘦下來，瘦到你覺得自己精神比較好、代謝比較好、身體比較輕盈之後再去做運動，然後搭配飲食，會更有效。

原來！我就是讓自己生病的神精病

在我花了很長時間進行「白米奇之旅」過後，我又花了 2、3 年時間去印證：是不是只要做好飲食均衡跟滾筒運動這兩件事情就夠了。從那時候開始，發現去醫院這件事對我已經沒那麼必要了。我曾經腸胃不舒服，就去醫院做了腸胃鏡檢查、超音波、MRI，裡面什麼東西沒有，醫生告訴我，那只是我自律神經引起的腸胃問題，來自於精神跟工作壓力大所導致的腸胃不適。腸胃是人體的第二個腦，它最容易連結的就是情緒，每當我開始感到有些緊張，感到有工作壓力，覺得有些事情沒有做好、開始自責的時候，我的腸胃就開始發病。

但其實，我的腸胃裡，既沒有息肉，也沒有發炎，我就是個自己讓自己生病的神精病。

現代社會，到處充滿壓力。可能別人看你每天穿的漂漂亮亮，講話那麼優雅，有錢、有男朋友、事業有成，心想你有什麼壓力？但是壓力這個東西很妙，它是在無形之中產生的，也許看到別人比你成功、比你漂亮、好像什麼都比你懂，無形的壓力就來了。你光是呼吸，什麼都不要做就有壓力了，就連玩手遊沒過關，你都有壓力。

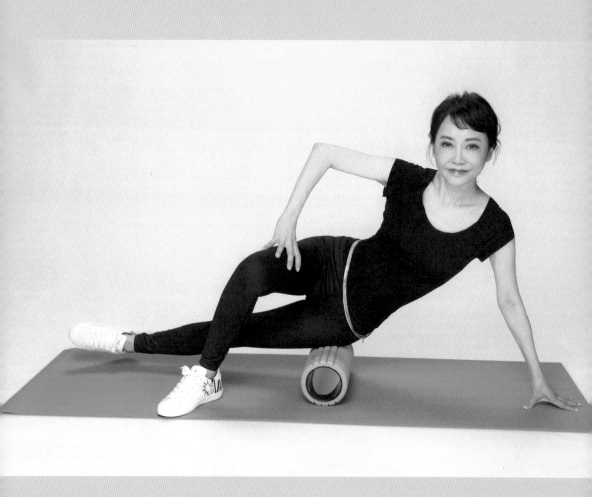

讓滾筒幫你 — 排出負能量

Q 為什麼我說希望可以透過滾筒
跟身體對話？

因為我需要你非常注重你的呼吸，因為多數
人在工作、吃飯、講話，都不會去感受自
己的呼吸，你不知道有沒有新鮮空氣進來體
內？你不知道你的呼吸到底是去了你的喉
嚨？你的肺？還是你的丹田？如果你每天可
以有半個小時到一個小時的時間，透過滾筒
運動，什麼都不要想，你就專注去感受空氣
從鼻子進來，再把意念放在你不舒服的部
位，吸氣時感受整個能量來到那個部位，吐
氣的時候把一切釋放掉，這無形中真的會幫
你把一整天身體累積所的負能量釋放並排
除掉。

當你忙碌的時候，你沒有空、也不會感覺到
身體有哪裡出問題。可是當你靜下心來，比
方說滾筒滾過你的胯骨、你的淋巴結，你才
會突然覺得：好痛喔！難道我們都要等到痛
到壞掉才去感受嗎？如果能在還沒有痛的初
期就感受到問題，然後把它排解掉，不是很
好嗎？

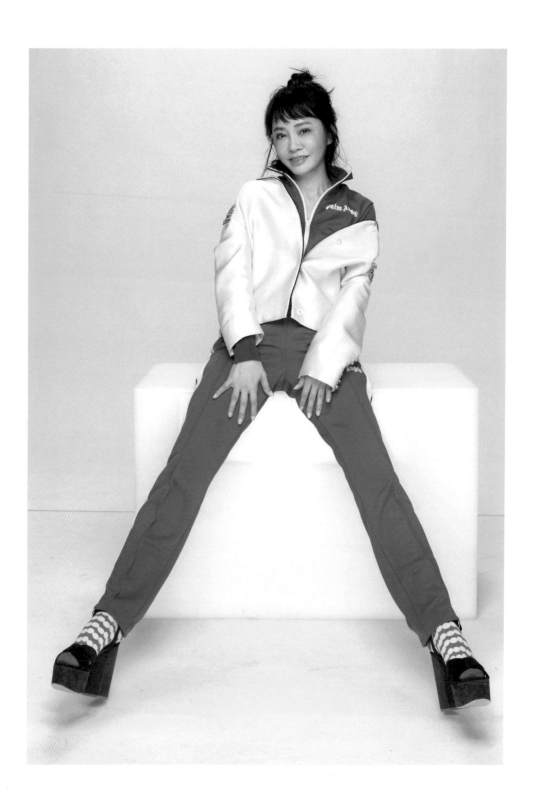

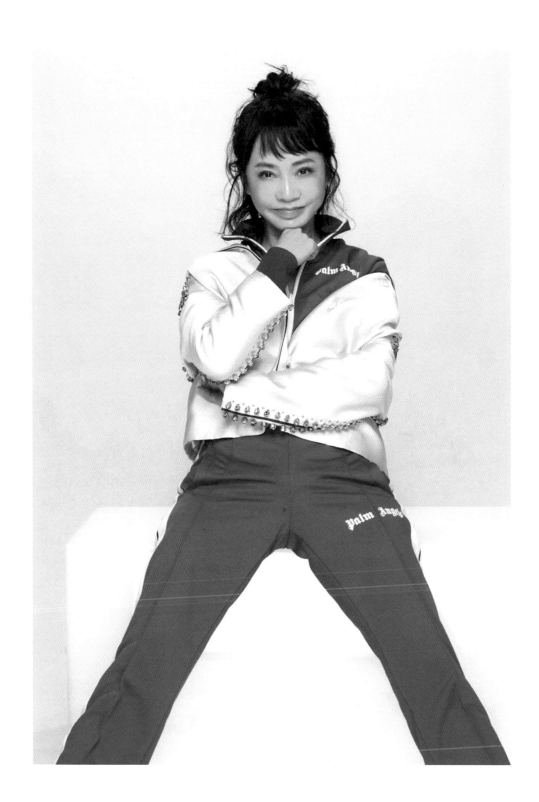

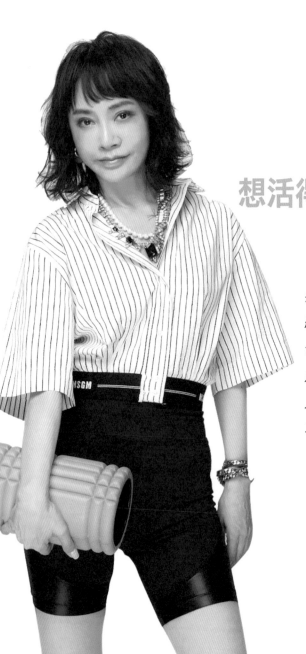

CHAPTER
4
運動
想活得健康就要動起來

養成固定的運動習慣
絕對是擁有健康必備的要素
但選擇運動就像挑選情人一般
別人眼中的好不一定適合你
只有找到自己需要且合適的運動
才能持之以恆

CH4-1

你需要
什麼樣的運動？

做運動前先做檢查，

避免人云亦云，

不是聽到誰跟你說瑜珈比較好，

或者打球比較有趣，

應該先了解自己，

才知道什麼運動最適合你。

STAR！

在前面的章節，我們已經跟大家說了滾筒運動、飲食均衡、和多喝水的重要，接下來我希望大家都能做一些簡單、而且適合自己的運動。

多數人常會說：我懶得運動、我沒有運動細胞、我沒有時間運動……然後催眠自己跟自己說：「我其實不用運動。」還有另外一種人，他會跟你說「我有在運動啊」，可是當你問他：你

做哪些運動？他可能說：「我有在練瑜伽」或者是說「我有在打球」「我喜歡走路」……可是他們，都只有單一的運動。

這本書最主要目的是要「讓你瘦」，在讓你瘦下來之前，我們要先探討你是哪一種人？再來決定你要做哪些運動。

想瘦，我們需要的是肌肉！

請你問問自己：你是屬於脂肪比較多的人嗎？還是你的肌肉量比較大？如果你是屬於脂肪比較多的人，你一定是吃東西比較不節制、並且幾乎沒有在運動的人，所以你的脂肪量比較高；另外一種，你有在運動，但是飲食攝取還是熱量偏高一點點，造成你的肌肉跟肥肉打在一起。通常會過重的人，就是這兩種情形。

我一直跟大家強調，我們要追求的是「視覺瘦」，也就是說你的公斤數沒關係，但是你的視覺能超乎大家想像，這數字意味著你的肌肉佔比高，表示你是值得被恭喜的，應該幫你拍拍手。為什麼？道理很簡單啊！假設你今天去菜市場買一公斤的瘦肉跟一公斤的肥肉，為什麼瘦肉的量看起來很少，但肥肉看起來就是一大坨？同樣的一公斤，反映出來的就是視覺問題。所以我們絕對要追求結實，才會讓你的視覺看起來是瘦的。

再提醒一下前面說的「冰箱理論」，當我們把身體切成上、下半身，一個60公斤的人，每天扛著30公斤的上半身往前行進，走路、爬樓梯、上廁所，你的腿就像每天扛著一台30公斤的小冰箱，每天扛著小冰箱去運動，你不累嗎？

所以才會要求你在減重之前，一定要先花 <u>1～3個月的時間，讓滾筒先幫你把身體的負擔變輕</u>，如果你沒有先減重，就去做運動，在運動的旅程一開始，就會備受打擊、沒有信心、失去興趣。所以我才建議用了 <u>1～3個月</u> 滾筒，確認完膝蓋沒有問題、身體其他部位沒有受傷的人，<u>再進入第二階段加強的減重，從心肺運動開始</u>，比方：快走、慢跑、騎腳踏車、有氧舞蹈……等等，這些運動可以幫助你燃燒熱量，並且加快代謝。

別做木頭人，測試一下你的柔軟度吧

接下來我要請你檢查一下你的柔軟度。什麼樣的人柔軟度會比較高？通常不運動的人，柔軟度都比較高！讓我們來做一些簡單的柔軟度檢查：

假設你的身體坐姿呈現 L 型，上半身跟雙腿都打直，腳趾往你的方向，慢慢往下……你的肚子碰得到你的大腿嗎？或是你站立，身體前屈對折，你的手碰不碰得到你的腳趾頭？當你檢視手有沒有碰到腳趾頭的時候，你還要再仔細注意這兩件事：

第一，你的脊椎是直的嗎？如果你的脊椎是彎的，雖然你的手能夠碰到腳趾頭，但那代表你是用脊椎彎曲的方式去碰到的，它其實並不是一個很好的柔軟度動作。脊椎永遠都要保持直的，多數人難完全做到這點，像是我們使用手機，你很少會把手機拿到眼前可以平視的高度，多半是低頭族對吧！我們揹背包的時候，也很難不叩胸駝背。所以大家一定要常常檢查自己的上、下半身，在你做動作的時候，脊椎有沒有完全伸直。

第二，你的後腳筋有沒有僵硬到完全下不去？這是在檢查你是小腿還是大腿比較緊，還是其實你是因為上半身沒辦法直直的碰到腳趾。

做運動前先做檢查，是為了避免人云亦云，不是聽到誰跟你說瑜伽很好，或重量訓練比較好，還是打球比較不無聊……你就去做這個運動。你應該先了解自己，知道什麼運動對你比較好。假設你坐成 L 型往前彎，你的脊椎是是彎的，你的腿很有負擔，你就是屬於後腿筋比較緊的人，表示你一定是經常久坐或久站，意味著你需要做些後腿伸展的動作。

如果你的柔軟度有問題，建議你以伸展性的動作為主：瑜珈、靜態伸展都很適合。如果你的柔軟度已經夠了，可是你的肌肉缺乏力量，那你就要做一些重量訓練，把肌力練起來。

肌肉不足的人，通常容易腰痠背痛，因為他長年累月沒有運

動，雖然有柔軟度，但是沒有肌肉的包覆，像是有些大胸部的女生，因為她胸部比較大，前面比較重，重量就會往前；當她重量一往前，背就會拉長，如果這時候她又沒有做過重量訓練，她的背勢必就沒有力量。日常生活裡，我們的背部很少有機會被訓練，你看我們每天都在走路上樓梯練腿，可是我們的背有在運動嗎？沒有。

所以如果你的柔軟度很好，那恭喜你，但是也不要忘了肌肉的重要性，你需要重量訓練，讓你體態更好更健康。

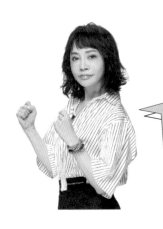

☆ 柴姐教你健康動 ☆

先花 1 ～ 3 個月利用滾筒將身體負擔變輕，再利用有氧運動加強心肺功能，別忘了利用柔軟度的測試，更進一步了解自己身體的狀況，缺乏柔軟度還是肌力不足，進而選擇適合的，加強身體需要的運動，才是最好的方法。

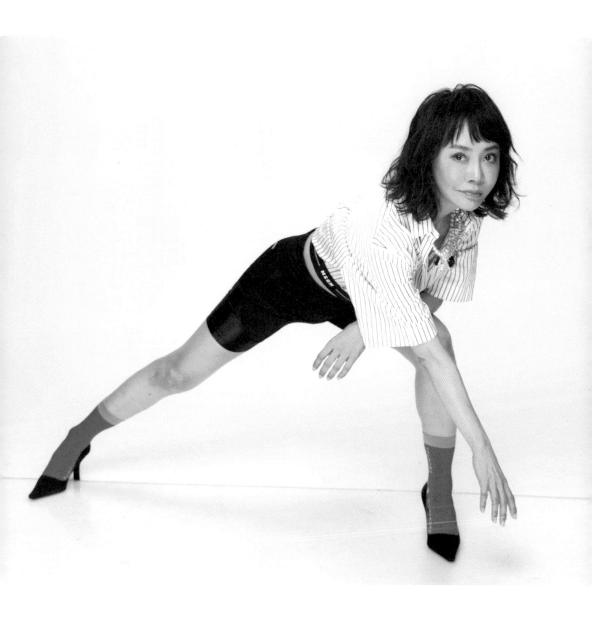

別傻了
練重訓等於金剛芭比？

想和駭客任務的基諾李維一樣身手矯健，

同時擁有緊實的線條、魔鬼的身材；

這一切不需要吊鋼絲、服仙丹，

你需要的只是——重訓。

STAR！

很多女生不想要走進健身房，或是去了健身房只想跳跳有氧舞蹈、在跑步機上走一走還可以邊追劇，覺得自己不需要重量訓練；我認識一些女生，以前十個裡面大概會有九個（現在少一點了），聽到重量訓練就倒退三步，她們會說：我何苦要這樣折磨自己？我才不想把自己變成金剛芭比。

拜託，你以為金剛芭比那麼好練喔？想要變成金剛芭比，沒有你想像得那麼容易，不然滿街都是健美小姐了。

為什麼？因為女生的肌肉量天生比男生少，而且女生跟男生的荷爾蒙不一樣，想要練出大塊大塊的肌肉，真的比男生困難許多。我鼓勵女性朋友，每個禮拜可以做 1 ～ 2 次的重量訓練，主要是固定身體上的肌肉，讓妳的身體線條更勻稱，重訓還有個很多人不知道的隱藏版好處，就是能讓臉部下垂的嘴邊肉變得緊實，以及消除會洩漏年齡秘密、最難處理的頸部贅肉紋路（脖紋）！

身為過來人，我在這裡要勸女孩們一定要趕緊養成重訓的習慣，而且越年輕開始越好，它除了能讓你的身體線條緊實、看起來更有魅力，當你習慣藉由重量訓練增加肌力以後，將來等你到了中老年，常見的行動遲緩、脊椎側彎或椎間盤突出等困擾，都可以提早避免。所以，女人做重訓，其實是提早為自己儲存老年資本，將來才能擁有行動自如的生活品質。

練好核心肌群，就像穿了隱形保護衣

這幾年我做完重量訓練後，感受到跟過去最大的改變是，以前上下樓梯很容易會覺得好像快要跌倒，一直想扶著旁邊的扶手，深怕自己一個不小心就會滾下樓；或是眼睛不盯著階梯就不敢往下走。一般人可能以為下樓梯會害怕是跟平衡感有關，但其實這種不安全感，跟你的核心肌群不足也有關係，當我開

始重量訓練，把核心肌群鍛鍊起來後，這種不安全感就消失了！後來我跟我的朋友聊起這件事，她才意會到，原來他十幾歲的兒子連搭手扶梯都要抓緊扶手，不是因為平衡感不好，而是因為核心肌群無力所造成的！

有一次我去韓國出差，走路的時候沒留意地上有個ㄇ字型的金屬障礙物，被絆倒後一個跟蹌，整個人幾乎就要跌成狗吃屎，但因為重訓幫我鍛練了核心肌群，讓我在那個瞬間，身體有足夠的力量啟動本能反應，當下我就像電影《駭客任務》裡的基努李維一樣，整個人用力往後拔起，解除了一次仆街危機。我才發現，要跟基努李維一樣，不見得要靠鋼絲才辦得到，真實生活裡，只要練好核心肌群也是有可能發生的。

你越是長期伏案、久站久坐，以及單一做一種運動的人，尤其需要重訓。大部分女生從事辦公室文書工作，經常上班就是坐一整天，下班後又沒有運動習慣，可能你五十歲還沒到，就會出現蹲下去撿個東西，都要拉著桌椅、扶著牆壁才能站起來的窘境。

Trust me！肌肉練起來，你會更有自信

至於年紀越大的人，則是越需要下半身的重訓，理由很簡單：因為你長期走路、跑步、上樓梯，行動的過程都是靠你的前大

腿力量在驅動所有的活動，時間久了就會造成膝蓋的磨損。為什麼很多人上了年紀之後膝蓋就會壞掉沒有力量？就是這個原因，如果你不希望你自己的人生，未來也走向膝蓋無力、活動不自如，要靠吃補鈣補膠質的藥物，你就要早早地開始訓練你的屁股跟後大腿。

想想看，一個禮拜只需要做 1 ～ 2 次的重訓，就能幫你從臉部到胸部的進行局部拉皮，讓你的頸部皮膚緊實，鬆垮身材也能改善，穿衣服變得更有自信。有這麼好的事，為什麼你還裹足不前？千萬不要以為關節磨損這件事情離 20、30 幾歲的你還很遠，其實關節不好，不是老年人的專利，請大家一定要盡早建立起胸背、核心肌群與腿部肌肉。有一天你還會發現，它還會帶給你不同的心境改變，因為身心互為表裡、互相影響，原本你在感情生活中常會出現的不安全感，情況也改善了！

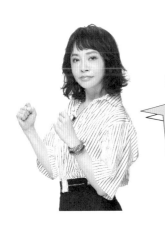

☆ 柴姐教你健康動 ☆

不求多，每週只要安排 1 ～ 2 次的重量訓練，重要是持之以恆。當你把核心練好，肌力練出來，就會發現，身體的線條緊實了，不只穿衣服變好看了，人也顯得年輕，更神采奕奕喔！

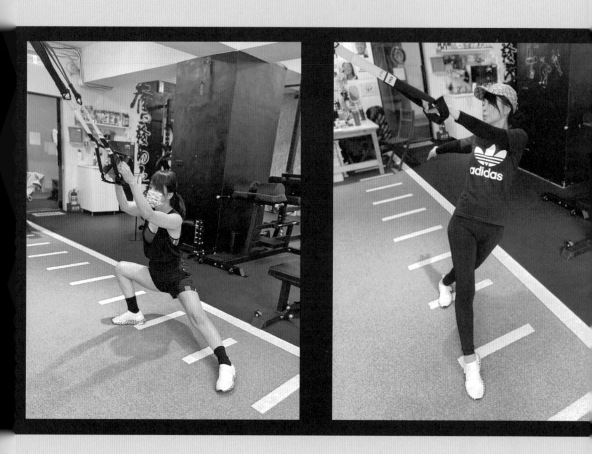

not

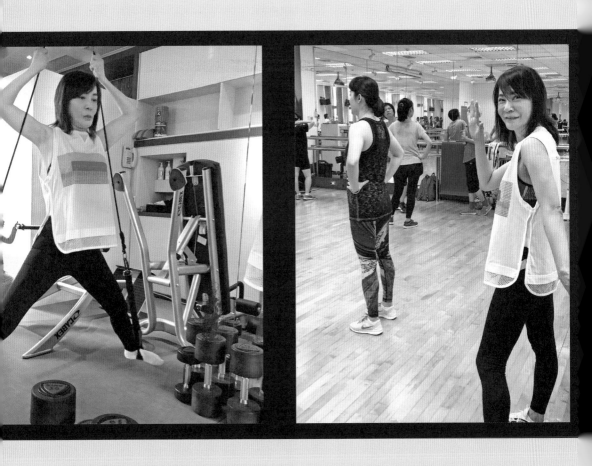

ng is impossible .

胸背沒有肌肉
拿不動名牌包

胸背無力會造成身體腰背等各種痠痛，

別以為有錢買包沒力氣揹，已經很慘了，

更慘的是，如果胸背都無肌肉，

你可能連臉皮都比別人鬆垮的快！

STAR !

好的，我知道大部分的女生都不想要變成金剛芭比，都不想要練成跟健美先生、健美小姐一樣的大肌肌，但你會想讓你自己體態好看、看了心情愉快吧？

那麼關於體態好看，我們先來回想一下幾個畫面：
當你打電腦，或是出門的時候把你的名牌包包側背，這兩個動作都很容易造成你的兩邊肩膀前傾、造成凹胸的姿勢；這種凹胸的姿勢其實會擠壓到你的心肺，時間久了就造成呼吸不順，身體也會因為含氧量不足，造成皮膚黯淡、產生黑眼圈，心情

也會變得不好，容易感到疲累。

我們從小就被父母教育「做人要抬頭挺胸」，但隨著年紀越來越大，抬頭挺胸卻變成一件不容易的事情，就是因為胸肌不夠有力；胸肌如果無力，稍微重一點的名牌包就拿不動，我以前包包都是秘書在幫我提，那不是我耍大牌，是那段時間，我根本提不動呀！

有錢買包包，卻沒力氣揹出門，是不是很慘？這些真皮包包本身就有一定的重量，我又隨身放了保溫瓶、電腦，可以想見有多重，面對當時身體健康狀況很不好的我，很辛苦、也很感謝我的小秘書。

胸背肌練起來，臉皮也會自然拉提

前胸比較沒有力的人，除了容易駝背跟腰痠背痛，如果你仔細看，你會發現這種人的臉部肌肉比較容易往下掉，因為我們的皮跟肉是連在一起的，很多肌肉比較鬆弛的人，相對的他的臉部也會比較容易垮，尤其是年紀大了以後，就會往下掉得更加明顯。

我上健身房的這些年，請過不只一個健身教練，從來沒有人告訴我把胸背的肌肉練起來，還可以緊實頸部跟臉頰，拉提臉頰

兩塊的「嘴邊肉」，是我自己意外發現，怎麼重訓一段時間之後，頸部的紋路跟嘴邊肉都消失了，從胸部到鎖骨的線條也變得漂亮，穿起低胸或 V 領的衣服，也不需要拿圍巾來遮掩鬆垮的皮膚，原來練好胸背肌肉竟然還有這一層好處！

所以女生一定要把胸背練起來，一方面讓你比較容易抬頭挺胸，看起來有自信，同時因為你的肌肉變得緊實有力，當它在支撐你頭部的時候，會比較不容易頸肩酸痛，我碰過很多人跟我說他頸肩痠痛，其實大部分是胸背沒有力量所導致。

如果你想要消除副乳或預防胸部下垂，除了可以選好的內衣支撐，當然更好的方法是鍛鍊胸大肌，支撐胸部、頸部跟臉部肌肉，想在夏天穿著低胸衣服露出漂亮的鎖骨曲線，也一定要好好鍛鍊胸部肌肉！

練習伏地挺身，改變日常用力的習慣，女孩們平常可以做跪姿伏地挺身來自我鍛鍊胸肌：雙腳膝蓋跪地，將雙手五根手指頭大大地打開，向下趴著，把手放在肩膀左、右兩側，約肩膀寬的距離，手掌在肩膀的正下方，肚子收緊、穩住核心，開始跪著做伏地挺身。膝蓋會痛的人，可以拿瑜珈墊或毛巾墊著，但請記住腰要打直、縮小腹，穩住核心這塊區域，千萬不能往上翹著屁股，這會導致腰部、肩頸出力不當，你要用肚子的力量，讓屁股跟著身體一同往下，才會真正有效。

女生很容易因為提包包練出一點手臂二頭肌，但是背部的肌肉卻完全沒有力量，如果有一天你不小心失去重心往後倒，背部沒有肌力支撐，整個人就會往後跌傷屁股尾椎，更危險的是腦部。所以除了要運動重訓訓練背部肌肉之外，生活中你也可以養成一些習慣來幫忙鍛鍊背部肌肉，不管是推門或拉門，都儘量使用背部力量去驅動，在推門跟拉門的時候，把意念放在背上，用背部的力量往前或往後去推門或拉門，記得手臂不要伸直，這樣才不會用到的都是手臂力量。

如果因為背部肌肉無力，你一直習慣用手的力量來開門，年紀大了之後就很容易因為開個門就扭到手腕，所以趁早養成用背部力量開門的肌肉意識，跟老年生活品質息息相關，也能保護身體不要那麼容易扭到受傷。

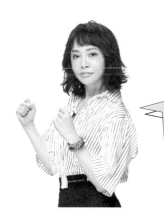

☆ 柴姐教你健康動 ☆

做跪姿伏地挺身之前，可以先做一些暖身的動作，像是同時轉動兩邊肩膀畫圓，可以鬆弛肩頸與背部的肌肉；雙手手臂打開與身體成一直線後，前後畫大圓。這些動作都是幫助增強背部肌的暖身動作喔。

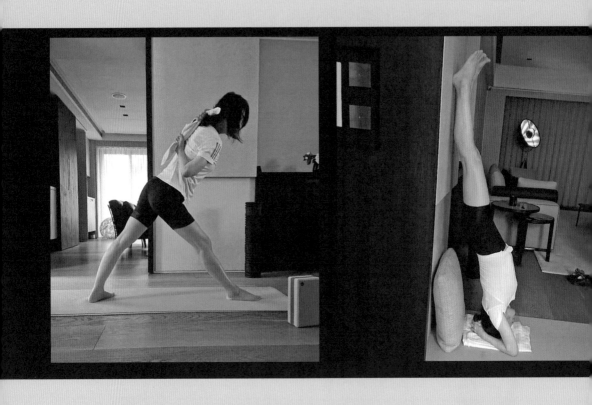

Be

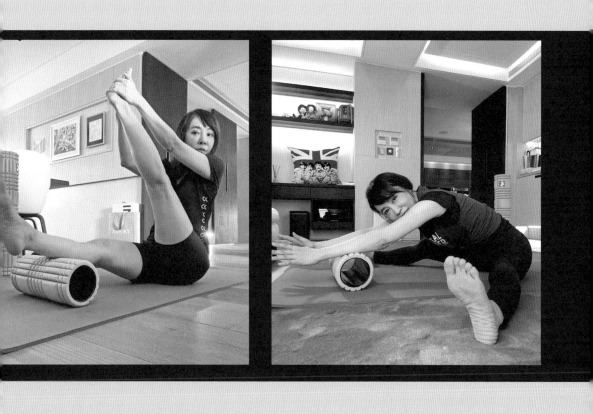

eve in yourself !

CH4-4
不想當膝蓋卡卡
屁股跟大腿的自我訓練

膝蓋有問題別都推給老化，

如果平時忽略了屁股大腿肌肉的練習，

怕是吃再多的營養品，

也無法擺脫膝蓋卡卡，

甚至是裝上人工關節替代的命運。

STAR！

如果有一天，你發現走路的時候膝蓋卡卡，或是沒有力氣起立蹲下，你絕對不能只把責任推到膝蓋身上，說：你看！都是你退化了！才害我沒有辦法好好走路。

其實多半的時候，膝蓋是無辜的，這個部位出問題，是因為膝蓋上下連結的肌肉，沒有好好幫它工作。你可以把人體全身上下的肌肉想像成一個大家族，膝蓋就是這個家族裡面，整天被呼來喚去的長子，其他人整天荒廢在那裡遊手好閒，只靠長子

一個人從早到晚幹活，時間久了，他當然會累出病來。

我們每天會使用到膝蓋的次數，多到令人無法想像：坐下、起立、上下樓梯、走路都需要用到膝蓋，就連上個廁所坐馬桶，都不少不了膝蓋的事。膝蓋有問題，絕不只是因為它被使用過度，反而跟我們平常很容易忽略的屁股、以及大腿後側肌肉，有很大的關係。

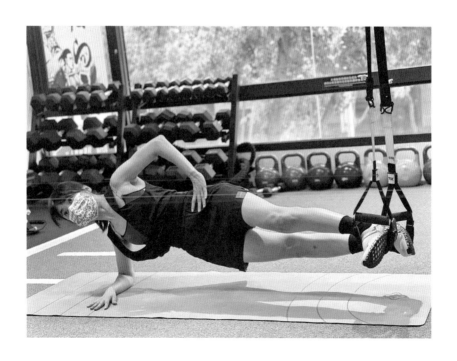

身體的重責大任，不要都讓膝蓋來承擔

多數人習慣用大腿前側的肌肉來驅動膝蓋（想想看你是不是這樣？），很少用到屁股跟大腿後側的力量，這會造成什麼情況呢？會造成你的前側肌肉過度使用而緊繃。當你的前後肌肉不平均，就會在使用膝蓋的過程中不當拉扯，導致你膝蓋中間的軟骨不停摩擦。日復一日，當你的軟骨磨損殆盡的時候，你花再多錢買再多膠質或維骨力來吃都沒用，你只能開刀，換成人工關節。

重量訓練就是把人體這個家族中，平常不工作的成員給喚醒，讓他們動員起來，把每一個可以幫助牽動膝蓋的肌肉都加以鍛鍊，讓他們加入工作的行列，減輕膝蓋的負擔。成年人越早開始重訓習慣的效果越好，因為隨著年紀越長，訓練肌肉會更費力，要花好幾倍時間才能長出肌肉，所以請大家一定要盡早培養重訓習慣，開啟你的肌肉意識。

究竟你的屁股跟大腿後側的肌肉有沒有力量呢？我們可以在家利用這個動作來測試：請你先坐在地上，雙腿屈起在前方，再試著移動重心，看看你能不能夠不依靠任何外物，就讓自己站起來？

千萬別說「不可能」。因為所有小 BABY 在學著站起來的過程中，當媽媽在他面前拍手說：「寶寶來！」小 BABY 是可以不

用扶任何東西，就可以直接站起來往媽媽的方向走去，為什麼小時候可以做到的動作，我們長大了反而做不到了呢？

小 BABY 還很小，身體還沒長出肌肉，所以跟肌肉沒有關係，而是小 BABY 全身力量處於均衡的狀態，所以可以不用依靠外力就直接站起來；而我們長大以後，因為過度使用大腿前側肌肉，忽略了後側肌肉的訓練，大腿前後力量不均衡，這種原本生下來就會站的方式，反而做不到了。

別忘了，你還有屁股可以用！

其實我們可以在日常生活中，有意識地去改善大腿前後側肌肉不平均使用的情況：每一次要站起來的時候，就提醒身體，把屁股向著肚子內捲，利用這個力量帶動身體站起來，站起來的時候膝蓋千萬不能超過腳尖、身體不要前傾，有點像深蹲起來的姿勢，用屁股捲起來的力氣把身體推起來，就連坐馬桶都可以用這種方式來訓練屁股跟大腿後側的肌肉。

坐下的時候，也是用屁股跟大腿後側肌肉的力量往下，膝蓋不能超過腳尖，試著回憶深蹲往下把屁股推出去的感覺就座，或是公園裡面有些老人晨間運動會倒著走，這也是在訓練腿後側肌肉。減少用大腿前側肌肉的力量去壓著膝蓋起立坐下的習慣，卸掉膝蓋過度使用的壓力，同時還能順便緊實屁股，這個

訓練可以說是一舉數得。

還有在胸背與屁股、大腿之間的核心肌群有多麼重要，因是核心是撐起你整個身體最重要的部位，如果你上半身 30 公斤的冰箱，全部都是靠你的腿支撐，你的腿又因為歲月的關係，只靠前大腿在驅動，沒有屁股跟後大腿的協助，不難想像你的膝蓋負荷有多重，你的身體家族裡，有多少偷懶太久了的冗員該被喚醒。

所以我們應該把身體看為一個家族，如果這個家族裡的每個成員都願意出力，就算他們每個人都只有 60 分的力，聚集在一起你就是一個很平均、不會生病、不容易有問題的身體；但假設你的身體，是在某一個地方過度用力，其他地方都不用力，那麼這個家族裡最勞累的那個人會提早報廢，接著整個家族也會跟著垮掉。

如果有一天，家族裡的某個成員，用痠痛或疼痛在發出抱怨的時候，請你千萬不能視而不見，因為它在提醒你，請你重視它。

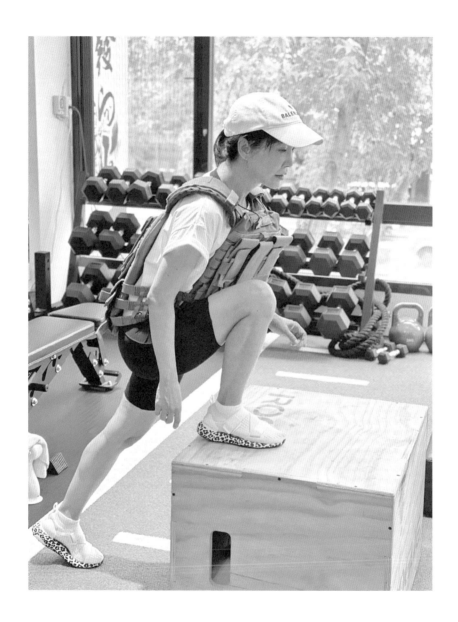

CH4-4

跳肚皮舞
跟整脊醫生說拜拜

肚皮舞是從頸椎到尾椎，
附近小肌群都動起來的運動。
如果你時常長時間維持同一姿勢、
容易腰痠背痛、害怕長骨刺，
那麼跳肚皮舞將是你的解方。

`STAR！`

還有一個很棒的運動要介紹給大家：肚皮舞。如果你是一個沒有辦法負荷很多運動的人，像有些人做有氧運動會很喘，有的人跑步腳會痛……；如果你是一個長期伏案或久站久坐的人，真心推薦你：肚皮舞真的是個非常好的運動。

像我的工作，需要長期、長時間使用電腦跟看劇本，很容易脊椎頸肩痠痛，有一段時間我就好奇去上了肚皮舞課，差不多有3個月，我都不用去找整脊大夫整脊。

記得有一天，我走進運動中心，想要選兩個運動，第一個我選了有氧舞蹈，可以流流汗、加強心肺；另一個我想說那要跳一個不一樣的，盡量是不同的動作，讓身體有不同方向的發展，所以我就想試試看肚皮舞吧！結果第一堂課走進去教室，竟然是個男老師，而且他看起來比我性感，比我嫵媚，我覺得我怎麼能輸給他！就帶著好奇去上課。

那堂課我玩得很開心，聽著音樂跟著老師扭扭身體、搖搖屁股還滿好玩的，重點是不覺得累，也不會喘。

訓練小肌群，連整脊醫生都稱讚！

某一天，我突然接到醫生打給我的電話，問我說：「柴小姐，你怎麼好久沒有來整脊了呢？」我才想起來：對喔！我好久沒去找他了，而且我覺得好像不需要去找他了。我就告訴醫生說，我最近在跳肚皮舞。醫生一聽這麼神奇，反問我可以來看我們跳嗎？結果他不但來了，還跟著我們一起動，動完一堂90 分鐘的課之後，他就跟我說：「你是對的，這個運動真的對小肌群非常好，我回去也要鼓勵我的病人，讓他們平常也可以多跳肚皮舞。」

很多人聽到肚皮舞的第一個反應是：「很害羞耶！」第二個反應是：「肚皮舞好像很難！」如果你也是這樣的想法，請你先

不要想像自己是要去跳很性感的肚皮舞，而是去做一堂愉快的脊椎復健。你可以先問自己這三個問題：「平常會不會容易腰痠背痛？」「工作的時候，是不是很常長時間保持同一個姿勢不動？」「怕不怕以後有僵直性脊椎炎或長骨刺？」這三個問題，只要其中有一個你的答案是 Yes，肚皮舞就會是很好的解決方案。

大多數的人以為跳肚皮舞是只有肚子在跳舞，其實不是，肚皮舞是一項從頸椎到尾椎，所有附近的小肌群都動起來的運動，他有肩膀的運動、有胸椎的運動、還有一些腰椎的運動。它可以運動到全身上下的肌肉，訓練脊椎的小肌群，你想想以後老了要去做脊椎復健，可能要排隊排很久，不如趁年輕的時候，趕緊加強脊椎的健康度，只要跳個半年，就可以體會到改變。

肚皮舞跳起來，揮別蝴蝶袖，靈活腰腹肌

我們每天長時間滑手機、打電腦，使用鍵盤滑鼠，手都是往同一個方向動作，手臂外側的筋比內側長，長久下來手臂內側也容易長出惱人的蝴蝶袖，肚皮舞有大量的手臂動作，可以緊實手臂肌肉消除蝴蝶袖。

多數人都習慣把重心放在腰的後面，比方說我要彎腰拿東西，大都是先從後腰拔起來，不是用肚子的力氣起來，所以腰沒有

力量。跳肚皮舞的時候，有些動作看像是只有前胸在動，其實附近周圍都在動，在跳的過程中，它就悄悄地把沾黏的部位拉開來，這個比你去做復健，用機器拉了老半天，舞蹈還是會讓你覺得比較開心吧！

肚皮舞專注在運用腰腹的力量、訓練腰腹肌肉的靈活度、鍛鍊核心肌群、穩固脊椎，並且運動到全身肌肉，讓髖關節有舒展的機會。有段時間我遇到一位同學來參加肚皮舞課程，她就是因為出車禍傷到髖關節，醫生建議她練肚皮舞當作復健。

上肚皮舞的費用不貴，我就是在家裡附近的市立運動中心上課。我很鼓勵久坐的人，來跳肚皮舞把肌肉拉開，像小燕姐以前都不運動，我也把她拉來跳肚皮舞，我們那個班有不少藝人朋友，像是陳美鳳、王彩樺、葉璦菱、王瑞霞，都是我的同學。

肚皮舞真的是很值得推廣的運動，難怪在中東地區可以這麼盛行，我覺得是有道理的。

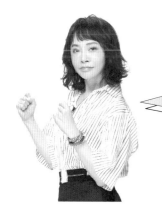

☆ 柴姐教你健康動 ☆

肚皮舞並不難，且可以運動到全身的肌肉，鍛鍊核心力量，也可以訓練你的協調力、靈活度。想要緊實的手臂，優美的腰部線條，就讓肚皮動起來。

誰說運動後 不能吃東西

在運動前後選擇吃適合的食物，

不僅不會變胖還能增加運動效果。

當然，前提是適量不能吃太多，

不然想要大吃大喝還不變胖，

這！怎麼可能呢？

STAR！

我很常被朋友問到一個問題：「柴姐，我要減肥，運動完之後可不可以吃東西？」我的答案是：「當然要吃！但是要注意怎麼吃。」大家現在都知道，肌肉的組成主要是來自蛋白質，通常我們要合成蛋白質，但又不容易變胖的方式，就是在比較激烈的運動之後的一個小時內吃東西，但吃什麼，選擇很重要。

其實多數的運動，除了瑜伽以外，如果你希望持續力很強，那在運動前一個小時就要攝取醣分，因為含有醣分的食物可以讓

耐力跟持續力變久，所以可以吃一些水果跟主食，讓你在運動的過程中，把耐力給拉長。如果想要運動完以後增加蛋白質，那就以蛋白質為主，再加一些醣分食物，這時候攝取醣分，可以幫你合成蛋白質，並且繼續代謝掉，不會因為攝取醣分而變胖。至於份量，當然是適量就好，不要吃過多，如果你想大吃大喝還想不變胖，怎麼可能？

循序漸進，別殘暴的對待身體

很多人在減肥的時候，會狂做大量運動，但是都不吃東西，覺得這樣一定會瘦。但我要提醒大家，這樣做身體會沒有能源，你只會覺得很累，因為挨餓無法幫助蛋白質合成，反而會流失肌肉。真的很多人運動完選擇不吃，他們一開始就是忍、忍、忍，但運動過後血糖會往下掉，身體會不舒服，他們就忍到半夜或睡前，受不了了爆發性大吃一頓，你覺得這樣效果有比較好嗎？

人的身體是喜歡有穩定度的，做任何事情，不管是運動還是飲食調整，有時候初期都會有點不適應，但是你可以教育你的身體，在教育身體的過程中循序漸進，不要用突發性或猛爆性地方式來對待它，這也是為什麼從一開始我就不斷地強調，建議先做滾筒一段時間，然後飲食慢慢進行調理，再把適宜的運動加進來。

有些人想說「我要開始要減肥了」，就大量運動、努力不吃，過了幾天之後，發現你的身體因為沒有這樣被對待過，就無法適應，於是就這樣放棄，失敗了。所以建議大家做任何調整的時候，都要給自己一點時間，而且你在這個調整的過程當中，應該是沒有任何痛苦才對。唯一的痛苦，應該是有些你曾經很想吃的東西，現在不吃了，但這是心理上的痛苦，是慾望產生的痛苦，不是真的痛苦；可是如果你完全不吃東西，是身體在挨餓，這是真的痛苦。

比方說，叫你別吃麵包了，因為它是加工食品。你跟我說：「不行，我最愛的就是麵包，不能吃麵包真是太痛苦了，不如死了算了！」好誇張對不對？但你去想一下，你最愛的應該是自己的身體，怎麼會是麵包？

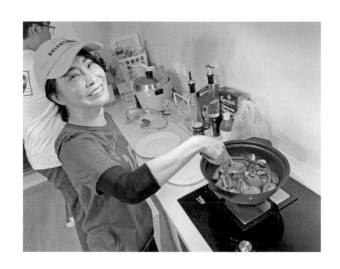

飲食要均衡，運動也不能偏食

我曾經是一個不喜歡運動、也不願意嘗試任何運動的人，在接觸運動並體驗到運動對身體帶來的種種好處之後，我開始好奇各種不同的運動，會對人體發揮什麼不一樣的功用，別忘了我就是充滿實驗精神的白米奇嘛！

從瑜珈、重訓、滾筒到肚皮舞，我發現運動跟飲食一樣要保持多樣性，因為有的運動是鍛鍊肌肉，有的運動能放鬆筋膜，有的運動則是保持筋的柔軟與彈性，對人體作用不同，當然要多方嘗試。人既然是雜食性動物，一天要吃到 20 種不同的食物對身體最好，運動當然也應該要多樣進行，才能讓身體有完整全面的穩定進步。

瑜伽伸展會讓你的筋柔軟度變得更好，重量訓練讓你的肌肉可以固定，心肺運動可以幫助你快一點燃燒熱量，讓你的身體產生能量。

所以無論如何，我希望你盡量讓自己能保持四大類的運動習慣：心肺、肌肉鍛鍊、柔軟伸展，以及協調性。為什麼我們要去跳有氧舞蹈，除了能幫你的心肺之外，還有一個關鍵是，在跳舞、記動作的過程中，不僅是訓練你的肢體，同時也在訓練你的腦子。

你在跳舞的過程中，是不是多多少少要記一點舞步？這是在考驗你的記憶力嗎？不是喔，它是在考驗你的協調性。是讓你的腦子要指揮你的身體的時候，你還能指揮得動。有沒有發現，有一些跳廣場舞的大媽，她們跳舞的時候永遠不在拍子上，為什麼？這是因為她的身體沒有辦法即時反應，無法在聽到音樂的同時就同步做動作，她會累格（lag）；另一種情況是，她想做，但身體無法支撐，因為肌肉不夠沒有力量。所以做一點協調性的運動，能幫助你保有意識。

請大家要打破一個固有想法，往往你不喜歡的運動，其實才正是你最需要的運動。所以，不要只想固定跑步、重訓，或做瑜珈，只做單一的運動，建議選擇幾項你有興趣的運動，增加運動多樣性，就可以全面提供身體各種需要的訓練。

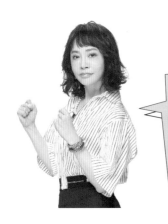

☆ 柴姐教你健康動 ☆

運動不偏食！盡量讓自己能保持心肺、
肌肉鍛鍊、柔軟伸展，以及協調性，
四大類的運動習慣，有完整且穩定的活動，
身體得到全面的平衡，才能擁有健康。

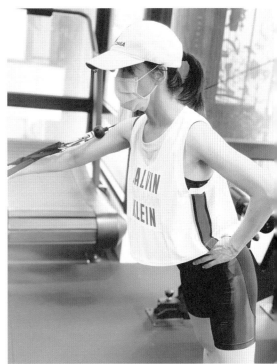

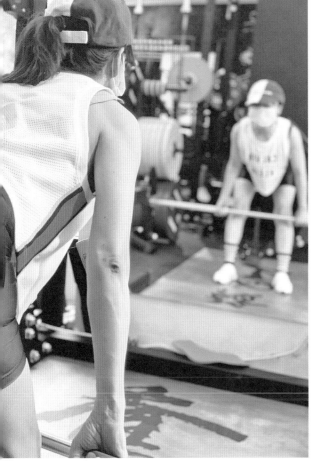

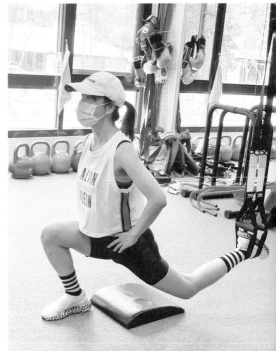

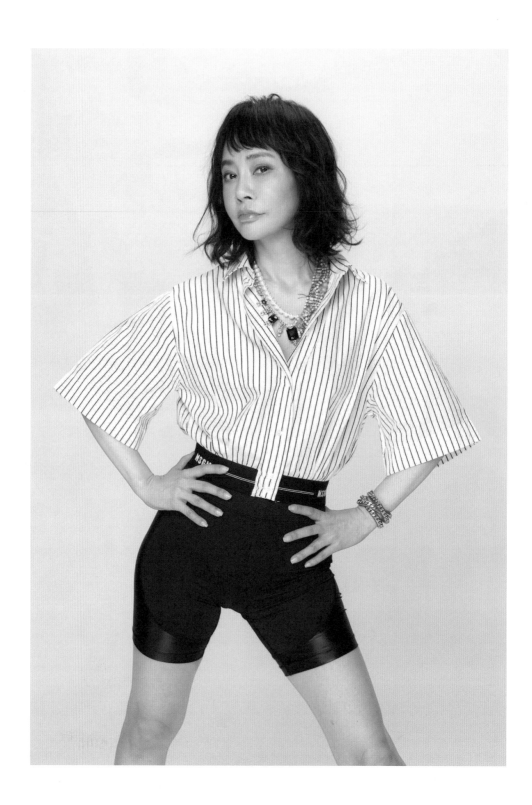

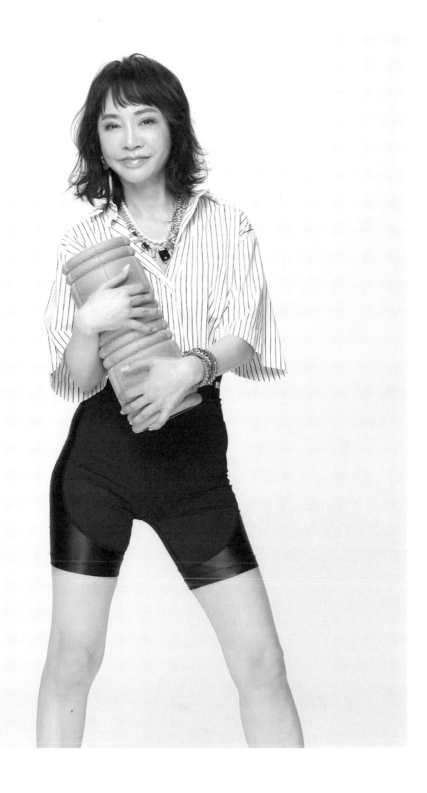

DIET NOTES
日飲食筆記

DATE	主食 STAPLE FOOD	蛋白質 PROTEIN	青菜 VEGETABLE	水果 FRUIT	/ /
早餐 BREAKFAST					
午餐 LUNCH					
晚餐 DINNER					

DATE	主食 STAPLE FOOD	蛋白質 PROTEIN	青菜 VEGETABLE	水果 FRUIT	/ /
早餐 BREAKFAST					
午餐 LUNCH					
晚餐 DINNER					

	主食 STAPLE FOOD	蛋白質 PROTEIN	青菜 VEGETABLE	水果 FRUIT
早餐 BREAKFAST				
午餐 LUNCH				
晚餐 DINNER				

DATE / /

	主食 STAPLE FOOD	蛋白質 PROTEIN	青菜 VEGETABLE	水果 FRUIT
早餐 BREAKFAST				
午餐 LUNCH				
晚餐 DINNER				

	主食 STAPLE FOOD	蛋白質 PROTEIN	青菜 VEGETABLE	水果 FRUIT
DATE / /				
早餐 BREAKFAST				
午餐 LUNCH				
晚餐 DINNER				

	主食 STAPLE FOOD	蛋白質 PROTEIN	青菜 VEGETABLE	水果 FRUIT
DATE / /				
早餐 BREAKFAST				
午餐 LUNCH				
晚餐 DINNER				

DATE / /

	主食 STAPLE FOOD	蛋白質 PROTEIN	青菜 VEGETABLE	水果 FRUIT
早餐 BREAKFAST				
午餐 LUNCH				
晚餐 DINNER				

DATE / /

	主食 STAPLE FOOD	蛋白質 PROTEIN	青菜 VEGETABLE	水果 FRUIT
早餐 BREAKFAST				
午餐 LUNCH				
晚餐 DINNER				

	主食 STAPLE FOOD	蛋白質 PROTEIN	青菜 VEGETABLE	水果 FRUIT
早餐 BREAKFAST				
午餐 LUNCH				
晚餐 DINNER				

DATE　　/　　/

	主食 STAPLE FOOD	蛋白質 PROTEIN	青菜 VEGETABLE	水果 FRUIT
早餐 BREAKFAST				
午餐 LUNCH				
晚餐 DINNER				

DATE　　/　　/

DATE　　／　　／

	主食 STAPLE FOOD	蛋白質 PROTEIN	青菜 VEGETABLE	水果 FRUIT
早餐 BREAKFAST				
午餐 LUNCH				
晚餐 DINNER				

DATE　　／　　／

	主食 STAPLE FOOD	蛋白質 PROTEIN	青菜 VEGETABLE	水果 FRUIT
早餐 BREAKFAST				
午餐 LUNCH				
晚餐 DINNER				

SPORTS RECORD
每週飲食運動紀錄

	早餐 BREAKFAST	午餐 LUNCH	晚餐 DINNER
週一 MON			
週二 TUE			
週三 WED			
週四 TUE			
週五 FRI			
週六 SAT			
週日 SUN			

HABIT TRACK

水量 WATER	每日___ C.C.
☐ ☐ ☐ ☐ ☐ ☐ ☐	
滾筒 ROLLER	
☐ ☐ ☐ ☐ ☐ ☐ ☐	
☐ ☐ ☐ ☐ ☐ ☐ ☐	
☐ ☐ ☐ ☐ ☐ ☐ ☐	

	早 餐 BREAKFAST	午餐 LUNCH	晚餐 DINNER
週一 MON			
週二 TUE			
週三 WED			
週四 TUE			
週五 FRI			
週六 SAT			
週日 SUN			

HABIT TRACK

水量 WATER	每日＿＿ C.C.
☐　☐　☐　☐　☐　☐　☐	

滾筒 ROLLER	
☐　☐　☐　☐　☐　☐　☐	

☐　☐　☐　☐　☐　☐　☐	

☐　☐　☐　☐　☐　☐　☐	

	早 餐 BREAKFAST	午餐 LUNCH	晚餐 DINNER
週一 MON			
週二 TUE			
週三 WED			
週四 TUE			
週五 FRI			
週六 SAT			
週日 SUN			

HABIT TRACK

水量 WATER	每日____ C.C.
☐ ☐ ☐ ☐ ☐ ☐ ☐	
滾筒 ROLLER	
☐ ☐ ☐ ☐ ☐ ☐ ☐	
☐ ☐ ☐ ☐ ☐ ☐ ☐	
☐ ☐ ☐ ☐ ☐ ☐ ☐	

	早 餐 BREAKFAST	午 餐 LUNCH	晚 餐 DINNER
週一 MON			
週二 TUE			
週三 WED			
週四 TUE			
週五 FRI			
週六 SAT			
週日 SUN			

HABIT TRACK

水量 WATER	每日____ C.C.
☐ ☐ ☐ ☐ ☐ ☐ ☐	

滾筒 ROLLER	
☐ ☐ ☐ ☐ ☐ ☐ ☐	

☐ ☐ ☐ ☐ ☐ ☐ ☐	

☐ ☐ ☐ ☐ ☐ ☐ ☐	

	早 餐 BREAKFAST	午 餐 LUNCH	晚 餐 DINNER
週一 MON			
週二 TUE			
週三 WED			
週四 TUE			
週五 FRI			
週六 SAT			
週日 SUN			

HABIT TRACK

水量 WATER　　　　　　　　每日＿＿ C.C.

☐　☐　☐　☐　☐　☐　☐

滾筒 ROLLER

☐　☐　☐　☐　☐　☐　☐

☐　☐　☐　☐　☐　☐　☐

☐　☐　☐　☐　☐　☐　☐

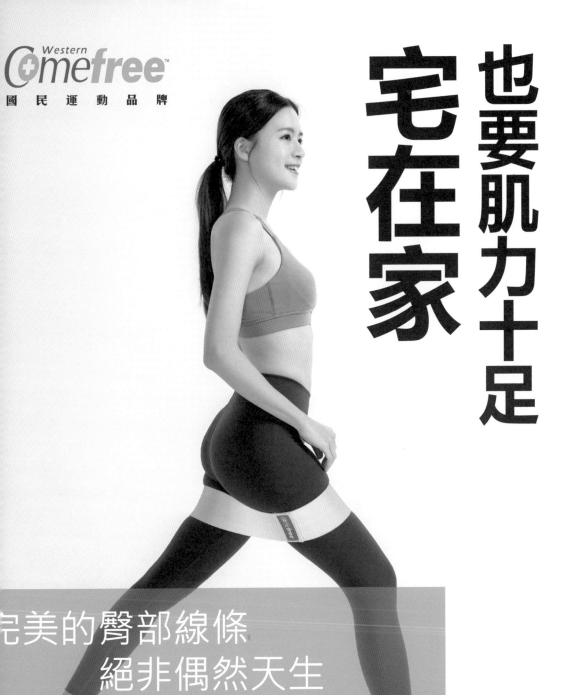

也要肌力十足

宅在家

Western
Comefree™
國民運動品牌

完美的臀部線條
絕非偶然天生

通路:家樂福、大潤發、愛買、HOLA、PC home、博客來、UDN、MOMO購物網、Yahoo購物中心,均有販售。

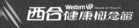
西合 Western 健康概念館
House of Health

西合實業股份有限公司
台北市博愛路12號
客服地址:新北市中和區連城路238號4樓
客服電話:02-2226-1189 / 02-2314-1131

http://www
western-union.com.tw
0800-533-899

要瘦！就要滾：柴姐教你用滾筒健康瘦
1 個滾筒 X 30 分鐘，打造逆齡抗老的好體質，帶你解放身心、消除疲勞、鏟除贅肉

作　　　者：柴智屏
攝　　　影：林炳存
化　　　妝：陳聆薇
髮　　　型：魏伯儒
責任編輯：呂增娣
美術設計：劉旻旻
行銷企劃：吳孟蓉
編　　　輯：王苹儒
副總編輯：呂增娣
總 編 輯：周湘琦

董 事 長：趙政岷
出 版 者：時報文化出版企業股份有限公司
　　　　　108019 台北市和平西路三段 240 號 2 樓
發 行 專 線：(02)2306-6842
讀者服務專線：0800-231-705　(02)2304-7103
讀者服務傳真：(02)2304-6858
郵　　　撥：19344724 時報文化出版公司
信　　　箱：10899 臺北華江橋郵局第 99 信箱
時報悅讀網：http://www.readingtimes.com.tw
電子郵件信箱：books@readingtimes.com.tw
法 律 顧 問：理律法律事務所　陳長文律師、李念祖律師
印　　　刷：勁達印刷有限公司
初 版 一 刷：2022 年 7 月 29 日
定　　　價：新台幣 480 元

（缺頁或破損的書，請寄回更換）

時報文化出版公司成立於 1975 年，
並於 1999 年股票上櫃公開發行，於 2008 年
脫離中時集團非屬旺中，以「尊重智慧與創意
的文化事業」為信念。

要瘦！就要滾：柴姐教你用滾筒健康瘦 !/ 1 個
滾筒 X 30 分鐘，打造逆齡抗老的好體質，帶
你解放身心、消除疲勞、鏟除贅肉 / 柴智屏作 .
-- 初版 . -- 臺北市：時報文化出版企業股份有
限公司 , 2022.07
　面；　公分
ISBN 978-626-335-605-4(平裝)
1.CST: 減重 2.CST: 運動健康 3.CST: 健康飲食
411.94　　　　　　　　　　　111009010

服飾提供 /
Golden Goose、ASport、Little Cloud Yoga Accessory、TAST Boutique、Stone Lisland